SCORPIO

CHRISTL LIEBEN

IM ANTLITZ DES BÖSEN

Ich weinte die Tränen
der Mörder
und fand das Licht

SCORPIO

MIX
Papier aus verantwortungsvollen Quellen
FSC® C014496

Umschlaggestaltung: Favoritbuero, München
Layout und Satz: BuchHaus Robert Gigler, München
Druck und Bindung: GGP Media GmbH, Pößneck
ISBN 978-3-95803-072-5

www.scorpio-verlag.de

INHALT

TEIL ZWEI:
Mord: Ein Sprung in den Abgrund – der Sturz in die Nacht 119

TEIL DREI:
Liebe 179

VORWORT

Liebe Leserinnen und Leser!

Das Buch, das Sie jetzt zu lesen beginnen, ist kein leichter Stoff. Es gibt Stellen, an denen ich Sie mitnehme in die tiefsten Dunkelheiten des Menschseins. Bitte schrecken Sie nicht zurück, es wird wieder hell und zwar heller als zuvor. Gerne würde ich die Erfahrungen, die ich gemacht habe und die mein Leben verändert haben, mit Ihnen teilen.

Ich wusste nicht, was auf mich zukommen wird, als ich dieses Buch zu planen und zu schreiben begann. Ich bin in der Dunkelheit beinahe verloren gegangen. Was mich gerettet hat, war die schlagartige Erkenntnis, dass diese Dunkelheit in ihrer ganzen Fülle auch in mir lebt, als Potenzial, an dem ich – über das kollektive Unbewusste – Anteil habe. Theoretisch war mir das klar, aber es in der gelebten Wucht in mir zuzulassen, das war neu. Ein Wort hat mich gerettet – vielleicht ist es eines der wichtigsten Worte der menschlichen Sprache: das Wort heißt

WIR.

Wenn ich wahrhaftig sagen kann, »WIR zerstören, WIR foltern und töten und WIR werden gefoltert und getötet«, dann bin ich in Kontakt mit der so oft verleugneten dunklen Hälfte unseres

Bewusstseins. Erst dann bin ich ganz. Ich kann hinausgehen, mit weit offenem Herzen und mit Tätern und Opfern sprechen und weinen, ohne verurteilen und ausschließen zu müssen.

WIR haben genauso Anteil an der hellen Seite des menschlichen Bewusstseins und diese helle Seite wird reich und weit, wenn sie gelernt hat, die Dunkelheit zu umarmen. Ich habe erfahren, dass diese Umarmung erst dann wirklich in uns verankert ist, wenn wir in die tiefste Dunkelheit gehen, JA dazu sagen und das WIR von ganzem Herzen meinen.

Erst dann sind wir als Menschen frei. Das Geschenk dieses Weges ist, dass wir die bewegte Gegenwart, in der wir leben, ohne Angst und Abwehr annehmen und für uns kreativ gestalten können. So wird eine schwierige Zeit zu einem fruchtbaren Abenteuer.

Noch ein paar Worte:
Es ist meine tiefste Überzeugung, dass alles, was lebt, aus der Liebe des Universums geboren ist. Diese Liebe ist allgegenwärtig und hält uns in ihren Armen, gleichgültig wer wir sind und was wir tun in und mit unserem Leben.

Sie ist der goldene Hintergrund alles Geschaffenen, vor dem sich, wie in der byzantinischen Malerei, das Leben entfaltet und bewegt. Diese Liebe ist unwandelbar und unzerstörbar.

Ich schreibe dieses Buch im Bewusstsein dieser Liebe und alle meine Gedanken und Worte sind von dem goldenen Hintergrund getragen.

Alles, was ich schreibe, ist meine ganz persönliche Überzeugung, die ich niemandem aufzwingen will. Ich kann nicht anders, als aus meiner sehr persönlichen Lebenssicht und Lebenserfahrung zu schreiben. Es ist mir bewusst, dass ich meinen Leserinnen und Lesern damit einiges zumute.

Ich arbeite als Psychotherapeutin vor allem mit der Methode der Systemischen Aufstellung. Sie gibt mir die Möglichkeit, manches besser zu verstehen. In diesem Buch werde ich immer wieder Szenen und Erfahrungen mit dieser Arbeit als kostbare Unterstützung auf meinem suchenden Weg einflechten.

TEIL EINS:

IM DUNKEL SUCHEN – DAS LICHT FINDEN

EINLEITUNG

Eine sanft gewellte Landschaft zieht an mir vorbei, oder ziehe ich an ihr vorbei? So genau weiß man das nicht.

Wiesen, auf denen Bäume wie goldene Flammen stehen, ein dunkler Waldrand und darüber der Himmel in einem Grau, das alle Farben in geheimnisvoller Weise leuchten lässt.

Es ist Herbst. Ich sitze im Zug und entspanne mich langsam. Die Stadt liegt hinter mir, ein paar ruhige Tage in der geliebten Landschaft liegen vor mir. Ich komme an, Herwig, ein guter Freund, holt mich ab. Aber wo ist er? Der Bahnsteig leert sich … da – endlich sehe ich von ferne eine wild gestikulierende Gestalt mit fliegender Windjacke. Herwig ist am falschen Zugende gestanden – wie meistens. Wir umarmen uns lachend. Die Rolltreppe bringt uns in die Unterwelt des Bahnhofes. Herwig führt mich vor eine Wand mit großen beschrifteten Tafeln.

»Ich möchte dir etwas vorlesen«, sagt er und beginnt mit ruhiger Stimme zu lesen. Ich bin neugierig. Hier am Bahnhof? Ich höre zu, in mir ist noch unser Lachen von vorhin.

»Eisenbahner im Widerstand in OÖ während der NS-Terrorherrschaft:

Am 24.7.42 kamen wir an. Und dann begann ein unfassbares

entsetzliches Schauspiel. Einer nach dem anderen wurden die sechs Kameraden, die offenbar von der Gestapo als die aktivsten Mitarbeiter unserer Widerstands-Organisation ausgesucht worden waren, aufgerufen und mussten nackt eine Strecke von etwa 100 Metern im Laufschritt zurücklegen.

Gleichzeitig hetzten die SS-Offiziere die beiden Doggen des Schutzhaftleitführers Bachmayer auf sie. Unsere armen geschwächten Kameraden stolperten, fielen und rafften sich wieder auf, während sie von den auf Menschen dressierten Doggen angefallen und ihnen schwerste Wunden zugefügt wurden.

Am schwersten wurde Otto Wehofschitz zugerichtet. Von seinen Armen hingen zerfetzte Muskeln und Sehnen und blutüberströmt konnte er sich kaum aufrecht halten. Dem Kameraden Vogelsang hatte ein Biss die Geschlechtsteile zerrissen. Wir, die wir zusehen mussten, wie man unsere vor Schmerzen und Verzweiflung brüllenden Kameraden folterte, waren am Ende unserer Kräfte.

Wenige Minuten später krachten Schüsse, und ein Handwagen, von Häftlingen gezogen, zugedeckt mit Papiersäcken, eine blutige Hand, die seitlich herabhing, das war das letzte, was wir von ihnen sahen.«[1]

Mir wird übel, Tränen rinnen über mein Gesicht. Ich bin sprachlos.

Eine nächste Rolltreppe bringt uns wieder ans Tageslicht zum Parkplatz. Ich sehe das Tageslicht nicht. Für mich bleibt alles dunkel. Weinend steige ich ins Auto, wir sprechen nicht. Wir fahren durch ein Tal, das ich besonders liebe. Es hat so eine wunderbar stille Schönheit. Ganz von ferne ahne ich diese Stille, aber sie erreicht mich nicht – in meinem Entsetzen. In meiner Verzweiflung über uns Menschen.

Wir fassen uns langsam wieder bei einer Tasse Tee und besprechen angelegentlich die miserable Qualität des Zwetschgenkuchens auf unserem Teller. Das hilft. Wir können wieder durchatmen.

Später setzen wir uns an den See. Der Himmel grau, der See silbern. Seine Oberfläche ist ruhig. Ich lege meinen Blick auf das Wasser und beginne meine Gedanken und Gefühle zu ordnen.

Die Szene an der Bahnhofswand, von einem Mithäftling authentisch geschildert, ist grauenhaft und – zeitlos. Sie ist damals geschehen und sie geschieht heute genauso. Und solche Szenen wird es immer geben, solange es Menschen gibt. Ebenso wie es die unwandelbare Liebe immer geben wird. Waren die Täter dieser Szene geliebt? In mir würgt es, wehrt sich alles … doch ich will konsequent bleiben und sagen: »Ja, auch diese Unmenschen waren genauso geliebt wie jeder von uns. Selbst in dem Augenblick der Tat waren sie geliebt.« Dieser Gedanke zerreißt mich fast. Aber ich bleibe dabei, auch wenn in mir alles »nein« schreit. Wer waren diese Täter, wie kamen sie in diese Lage und wie haben sie ihre Taten überlebt? Wer waren die Opfer? Täter und Opfer – in diesem Augenblick so entgegengesetzt und doch so nah. Gemeinsam im Grauen gefangen – in unterschiedlichen Rollen. Kann man das so sehen? Wie sehen es die Familien der Opfer? Die Familien der Täter?

Ein Gedanke beginnt mich eigenartig zu erleichtern. Auch ich habe die Mörderin in mir. Die Menschen, die in dieser Szene so perfide gemordet haben, habe ich in mir. Haben wir alle in uns. Die »Unmenschen« aller Zeiten drücken das aus, was der Rest der Menschheit abspaltet, verdrängt. Wir sind in der sogenannten Zivilisation integriert, sind das die Mörder nicht? Wir sprechen von Ethik, wir haben ein Bewusstsein, das uns schützt, weil es uns Schranken setzt. Aber wo geht sie hin, unsere Wut, unsere Aggression, unsere Enttäuschung, unser Hass? Was muss ein Mensch erlebt haben, dass sein Bewusstsein schrankenlos agiert, dass er – oder sie – zum Resonanzkörper der kollektiv verdrängten Gefühle wird? Sind die »Unmenschen« aller Zeiten unsere Schattenbrüder und -schwestern? Müssen wir ihnen etwa danken, dass sie für uns etwas leben, was wir nicht zu leben wagen? Was leben die Opfer für uns? Warum geht es mir besser, warum tröstet es mich, wenn ich mit dem wunderbaren Wort »WIR« alle Menschen umschließen kann? Nehme ich damit unseren Schattenbrüdern und Schattenschwestern die Wucht ihrer Taten, die Würde ihres Schicksals, indem ich sie zu verniedlichen beginne? Die herzige kleine Mörderin in mir? Ist ja alles halb so schlimm … Oder muss ich, wenn ich »WIR« sage, die Wucht des unsäglichen Grauens auch in mir beheimaten?

Immer schon war ich überzeugt, dass das menschliche Bewusstsein in der Vertikalen keine Grenze kennt, weder nach unten in das Dunkel noch nach oben in das Licht. Jetzt beginne ich zu ahnen, was diese Überzeugung in Wahrheit bedeuten könnte.

Es beginnt zu dämmern. Der See liegt nach wie vor still vor mir, meine Augen ruhen immer noch auf seiner spiegelglatten Oberfläche, während in mir ein Sturm tobt.

Herwig saß die ganze Zeit ruhig neben mir. Jetzt streckt er seine Hand aus und deutet auf das gegenüberliegende Ufer. »Schau, auf dem Ufer da drüben liegt ein Licht. Ist das nicht seltsam? Mitten in all dem Grau?« Tatsächlich. Selbst ich, die ich wirklich schlecht sehe, erkenne ein Licht, das die Häuser gegenüber aufleuchten lässt und die Wiesen vergoldet. Wir schauen gebannt auf dieses märchenhafte Phänomen. Einer von uns dreht sich um und die Erklärung ist da. Aber diese Erklärung zerstört nicht, sondern vertieft das Märchen. Der Wolkenhimmel über den Hügeln hinter uns hat sich für die Sonne einen Augenblick geöffnet. Ihr schmales Leuchten genügt, um das Ufer da drüben zu verzaubern.

Ich bin sehr berührt. Hat da nicht die Natur eine grandiose Metapher inszeniert? Das Düstere des Geschehens kann den goldenen Hintergrund nicht davon abhalten, sich seinen Weg zu bahnen und wirksam zu werden. Ja, so ist es – und so wird es immer sein. Den Kontakt zu dieser Wirklichkeit darf ich nie verlieren auf meiner inneren Reise. Das Ziel meiner Reise ist, das goldene Licht mit dem Dunkel des Grauens in Kontakt zu bringen, damit Heilung geschehen kann. In einer Zeit des Wandels zerbricht viel Altes und Neues muss und will entstehen. Alles ist in Bewegung, sehr oft in schmerzhafter Bewegung. Gleichzeitig aber sind solche Zeiten eine großartige Chance, es erneut zu versuchen, einen anderen, einen liebenden Zugang zu der Dunkelheit in uns Menschen zu finden. Ich habe nicht den Wahn, die Welt retten zu wollen, aber ich habe ein ganz großes Bedürfnis, die Erfahrungen auf meinem Weg mit anderen zu teilen.

In mir wird es hell und leicht. Herwig ist Theologe und Literat. Er hat immer passende Textstellen aus der Bibel oder der Literatur parat. Leise und unaufdringlich zitiert er aus der Bergpredigt:

»… Er lässt seine Sonne aufgehen über Bösen und Guten und er lässt regnen über Gerechte und Ungerechte …«

Jetzt weiß ich es sicher: Ich befinde mich mit meinem Anliegen nicht in schlechter Gesellschaft. Getröstet und gestärkt fahren wir weiter.

1
DAS BÖSE UND ICH

Gerade habe ich es geschrieben: Das Ziel meiner inneren Suche ist, das goldene Licht, die schöpferische Liebe des Universums mit dem Dunkel des menschlichen Grauens in Kontakt zu bringen, um neue Wege der Begegnung und Heilung zu eröffnen.

Warum setze ich mir so ein Ziel? Wer bin ich, dass ich glaube, dass mir das gelingen sollte? Warum habe ich diesen leidenschaftlichen Wunsch, die scheinbar unvereinbaren Enden eines so weiten Bogens einander nahezubringen?

Ich gleite zurück in meinem Leben – weit zurück und dann wird es klar. Ich muss bei mir selbst anfangen. Als Psychotherapeutin überrascht mich diese Erkenntnis nicht.

Ich bin kein guter Mensch. Ich war es nie. Ich hoffe, ein wahrhaftiger Mensch zu sein, authentisch, auch wenn es meiner Umgebung nicht immer gefällt. Mit diesem Risiko bin ich aufgewachsen. Ich hatte eine sehr fromme Mutter, sie war eine stille und kluge Frau. Sie hielt in der Familie die Fahne des guten Menschen hoch. Das hatte zur Folge, dass mein Bruder und ich das Böse bedienten, um den notwendigen Ausgleich herzustellen.

Peter tat vieles, was man nicht tat und ich sagte vieles, was man nicht sagte. Meine arme Mutter … Gott sei Dank war sie in der Liebe unseres Vaters so gut aufgehoben, dass sie uns Kinder leidlich überlebte. Und mein Vater? Er war ein freier, liebender Mensch, gut oder böse, das war nicht sein Thema.

Aber es war mein Thema. Schon sehr früh entdeckte ich an mir den Spaß am Bösen. Oder an dem, was ich damals als das Böse betrachtete. Es war vor allem alles Unheilige, was mich magisch anzog. Wohl weil ich mich gezwungen sah, meiner Mutter die Gefolgschaft zu den Altären und Priestern zu verweigern.

Langsam wurde mir bewusst, dass meine Mutter, um das »Heilige« zu schützen, alles »Nicht-Heilige« in den Orkus verbannte. Sie lebte in einer Hell-Dunkel-Spannung, die ihr das Leben sicher nicht erleichterte. Aber ich war zu jung, um sie danach zu fragen.

Mein Bruder Peter und ich wurden in dieser Spaltung langsam erwachsen. Wir entwickelten unterschiedliche Verhaltensmuster, mit deren Hilfe wir uns von der Weltsicht unserer Mutter absetzten. In mir entstand zunehmend der Wunsch nach Integration der Gegensätze, nach Ganzheit als die einzig mögliche Realität. Peter blieb auf der Spur des Dunklen. Nur die dunkelsten Tatsachen und Betrachtungsweisen hatten für ihn echte Realität, alles Helle war sentimentales Gesäusel. Interessanterweise – er war Architekt – baute er die hellsten Wohnungen und Häuser, die sich immer in einer wunderbaren Art nach oben öffneten. Auf diese Weise wurde auch er ganz. Allerdings hätte er es nie so gesehen. Leider lebt er nicht mehr. Wenn ich ihm meine Beobachtung damals gesagt hätte, hätte er mir jeden erreichbaren Gegenstand nachgeworfen. Wir verstanden uns herrlich. In endlosen, spannenden Diskussionen bauten wir unsere Weltbilder voreinander auf und protzten damit. Oft lachten wir und manchmal stritten wir. Einmal zertrümmerten wir gemeinsam ein ganzes Frühstücksgeschirr. Zum Glück erst, nachdem wir fertig gefrühstückt hatten. Immer ging es um das Gleiche: Gut und Böse, Hell und Dunkel.

Im Rückblick wird mir klar, dass ich seit Jahrzehnten schon an der Integration der Gegensätze, an der Ganzheit meines Weltbildes arbeite. An mir selbst, an meiner Lebenshaltung und natürlich auch mit meinen Klienten. Vielleicht ist dieses Thema sogar zu meinem Lebensthema geworden. Ich bin meiner Mutter inzwischen sehr dankbar. Ihr habe ich es zu verdanken, mit einem Thema durch das Leben gehen zu dürfen, das mich so leidenschaftlich bewegt.

Da bin ich nun, mit 80 Jahren und beginne, über die von mir so ersehnte Integration von Hell und Dunkel zu schreiben.

Friedrich Nietzsche sagte: »Auch der Mutigste von uns hat nur selten den Mut zu dem, was er eigentlich weiß …«

Und Jörg Salaquarda kommentiert: »Dabei geht es nicht um ein intellektuelles Wissen, sondern um die Fähigkeit, den ›abgründlichen Gedanken‹ zu ertragen, ja um mehr als das: nämlich darum, ihn nicht nur zu ertragen, sondern ihn als ›höchste Formel der Bejahung‹ zu begrüßen.«[2]

Ja, den »abgründlichen Gedanken zu ertragen und mehr noch – ihn als höchste Formel der Bejahung zu begrüßen«. Das entspricht der Sehnsucht, die ich in der Tiefe mit mir trage …

… und dann geschieht …

2
PARIS

Freitag, der 13. November 2015 – die Sprecherin der Morgennachrichten wünscht ihren Hörern einen wunderbaren Tag. Freitag, der 13. kann nur Glück bringen …

»Sie eröffneten das Feuer aus Maschinenpistolen, sprengten sich und andere in die Luft: Bei fast zeitgleichen Anschlägen an mindestens sechs verschiedenen Orten in Paris kamen am 13. November 2015 mehr als 120 Menschen ums Leben.

- Die Terrorserie begann gegen 21.20 Uhr. Aus Paris wurden mehrere Schießereien und Explosionen gemeldet.
- Im Stade de France im Norden von Paris, wo gerade vor 80 000 Zuschauern das Fußball-Länderspiel Frankreich gegen Deutschland ausgetragen wird, ist der Lärm von drei schweren Explosionen zu hören.
- Schwer bewaffnete Angreifer stürmen in die Konzerthalle Bataclan in der Innenstadt, wo vor 1500 Zusehern ein Rockkonzert stattfindet. Sie rufen ›Allah Akbar‹ (Gott ist groß), schießen wahllos in die Menge und nehmen Geiseln.
- In der Rue de la Fontaine au Roi nicht weit vom Platz der Republik werden auf der Terrasse der Pizzeria ›La Casa Nostra‹ fünf Menschen getötet.

- Am Boulevard Voltaire auf der anderen Seite vom Platz der Republik gibt es einen weiteren Angriff mit einem Toten.
- Etwas weiter nördlich kommt es an der Ecke der Straßen Bichat und Alibert zu Schüssen auf der Terrasse des Restaurants ›Le Petit Cambodge‹. Dort werden 14 Menschen getötet …«

So schreibt die »Wiener Zeitung« am Morgen des 14. November. Ich höre es in den Nachrichten. Das also war das Ende eines Glückstages. Ich bin sprachlos vor Entsetzen, die Nachricht fährt mir in alle Zellen meines Körpers. Präsident Hollande spricht von Krieg. Nach diesem Tag wird Europa nie wieder das sein, was es einen Tag vorher war.

Mitten im Aufruhr meiner Gefühle wird mir mit schmerzhafter Klarheit die Art meines Erlebens bewusst. Wäre das Gleiche irgendwo weit weg geschehen, ich wäre betroffen und – würde zur Tagesordnung übergehen. Was ist mir also ein Menschenleben wert? Ist ein toter Chinese weniger wert als ein toter Franzose oder gar ein toter Österreicher? Ich werde mir selbst immer peinlicher. Eine Schießerei irgendwo trifft mich, aber eine Schießerei in einer Konzerthalle – das ist ein Angriff auf die Welt der Kultur, einer Welt, die meine Heimat ist. Dieser Angriff trifft meine menschliche Existenz. Ich höre in den Nachrichten die schluchzenden, zitternden Stimmen von Überlebenden des Konzerts und höre die Kampfbeschwörungen der internationalen Staatsoberhäupter.

Die Stimmen im Radio werden leiser vor meinen Gedanken an die Täter. Was drücken diese Menschen aus? Was musste in deren Leben geschehen sein, dass sie zu dem wurden, was sie jetzt sind?

Ich gehe durch den Tag, erledige meine Pflichten nur irgendwie, mein ganzes Bewusstsein ist bei den Geschehnissen von Paris. Langsam verändert sich meine Perspektive.

Ich löse mich gedanklich von Einzelschicksalen und schaue durch eine andere Lupe auf uns alle, auf das Kollektiv der Menschheit.

Carl Gustav Jung spricht vom »Kollektiven Unbewussten«. Es ist der uns allen gemeinsame Erfahrungsschatz, der weit über unser persönliches Unbewusstes hinausgeht. Auf diese Weise hat jeder von uns einen Zugang zum kollektiven Geschehen.

Wir müssen uns klar sein, dass die Menschen, die in der ganzen Welt verfolgen, foltern und morden, etwas leben, was die Zivilisation abspaltet. Sie sind, genauso wie wir, an das allgemeine Wissen angeschlossen und reagieren darauf. Wir haben gelernt, Aggression und Mordlust nicht mehr direkt, sondern in vielfältiger Verkleidung auszuleben. Aber sobald wir das, was wir abspalten und unterdrücken, an Glaubenssätze und Weltanschauungen binden, haben wir die Legitimation, unsere zerstörerischen Kräfte auszuagieren. So werden zivilisierte Menschen zu Bestien. Die Bartholomäusnacht in Paris, die Kreuzzüge, Genozide in allen Teilen der Welt und schließlich der Holocaust sind flammende Beispiele. Wenn Glaubenssätze und Weltanschauungen ihre Macht verloren haben, dann kehren die Täter wieder zu ihren gemachten Betten und gedeckten Tischen zurück und vergessen rasch die Wunden, die sie der Menschheit und sich selbst geschlagen haben.

Wer von uns wird zur Bestie und wer nicht? Wir alle haben die Bestie in uns, aber es gibt Menschen unter uns, die, von ihrer eigenen Geschichte gesteuert, in Resonanz gehen mit der aufbrechenden Zerstörung. Wenn diese Menschen einmal in das dunkle Feld solcher Energien geraten, gibt es kein Zurück mehr. Es ist, als wollten sie sich und die Welt gleichzeitig vernichten.

Und so geschieht es auch. Jeder Täter tötet etwas in sich, wenn er mordet.

Was muss weltweit geschehen, damit kollektives Morden beginnt? Was den Holocaust vorbereitet hat, das ist bekannt, es ist so alt wie die Geschichte der Menschheit.

Was hat die IS-Kämpfer vorbereitet? Wir wissen inzwischen, dass ein Großteil der IS-Kämpfer einsame, vernachlässigte Menschen sind, die ohne Anbindung, ohne Sinn im Leben und ohne ein Gefühl des eigenen Wertes am Rande der Gesellschaft vegetieren. Der IS gibt ihnen Zugehörigkeit, Bedeutung, eine Aufgabe und ein Ziel. Wieder sind es Glaubenssätze und Weltanschauung, die das Morden legitimieren. Und vielleicht ist gleichzeitig auch der kollektive Aggressionspegel in vielen Regionen gestiegen und will entladen werden. Die IS-Kämpfer stehen für diese Aufgabe zur Verfügung – aufgrund ihrer persönlichen Konstellationen. Sie kommen in Resonanz mit dem Feld der Aggression und schon sind sie die Gefangenen dieses Feldes. Sie werden zu Repräsentanten latenter, weltweiter Wut und Aggression.

Man könnte den Gedanken an repräsentierende Gruppen weiterspinnen. Noch ein Beispiel: In der Welt herrscht große Verunsicherung. Altes bricht weg, Neues ist noch nicht da. Wir scheinen an einer Zeitenwende zu stehen. Das löst enorme Angst aus. Viele Menschen verlieren auf die eine oder andere Weise den Boden unter den Füßen und schwimmen wie Verlorene durch ihr Leben. Ich halte es für keinen Zufall, dass so viele Menschen auf unsicheren, oft nicht wirklich seetauglichen Booten die Meere durchqueren. Irgendwo im Unbekannten werden sie landen – oder auch nicht.

Könnte es sein, dass diese Menschengruppe stellvertretend für uns alle die weltweite existenzielle Verunsicherung ausdrückt:

kein Boden unter den Füßen, nur das schaukelnde Boot unserer gegenwärtigen Situation – und nichts zum Anhalten?

Sicher würde man bei genauerem Hinschauen noch weitere solcher Stellvertretergruppen finden. Sie leben und erleben etwas, das in unserem Gesamtbewusstsein mit Macht danach drängt, gesehen zu werden. Diese Gruppen agieren im Schattenbereich des gesamtmenschlichen Bewusstseins. Sie sind weder unsere Feinde noch die »armen anderen«, sie sind unsere dunklen Brüder und Schwestern und drücken all das aus, was auch wir in uns tragen.

Ich bin innerlich wieder in Paris und beginne zu ahnen – ja, es wird mir immer deutlicher – meine dunkle Bruder-Schwesterschaft mit den Tätern von Paris. Plötzlich gibt es für mich nur noch eines zu tun. Ich setze mich in die Meditation und öffne mein Herz ganz weit. Ich bin erstaunt, wie leicht das geht. Ich entlasse aus meinem Herzen einen mächtigen Strom der Liebe, der Täter und Opfer von Paris gleichermaßen erfasst und einhüllt. In mir wird es ruhig, warm und sehr hell. Und noch etwas: Nach einiger Zeit merke ich, dass ich durch einen starken Strang mit der Tiefe der Erde verbunden bin. Dieser Strang ist Liebe und gibt mir – ganz unerwartet – eine Kraft, die mich aufrichtet und gleichzeitig gut verankert. Ich erlebe, wie sich der goldene Hintergrund weit auffächert und alles Geschehen verbindet und trägt. Trauer und Entsetzen sind weg, ich habe das sichere Gefühl, dass die unterschiedslose Liebe, die ich in mir spüre – für mich jedenfalls –, die einzig mögliche Antwort auf das ganze Entsetzen sein kann und ist. Still und dankbar stehe ich auf, so als hätte alles, was geschieht, einen Platz auf der Welt und alles, was geschieht, darf sein. So grauenhaft es auch sein mag. Diese Sichtweise ist mir im Grund schon vertraut, aber ich habe sie bisher nie auf kollektive

Ereignisse bezogen. Mir fehlte der Mut dazu. Es klingt zynisch und herzlos. Seit dieser Meditation aber habe ich eine ganz andere Gewissheit. Sie ruht in mir als meine persönliche Wahrheit. Eine Wahrheit, die mir Kraft gibt und mich ankert.

Und trotzdem: Diese »Wahrheit« auf das Weltgeschehen angewandt, braucht mein ganzes Vertrauen. Ich wage meine Gedanken erst nur ganz leise in mich hineinzuflüstern. Dabei werden sie immer stimmiger. Oder nicht?

Ich spüre sie so klar in mir, diese gewährende Liebe, in der alles sein darf – so wie es ist, so wie es geschieht. Ich verbinde mich mit ihr. Diese Liebe gibt mir Boden und Flügel auf meiner inneren Reise.

Ich gehe innerlich zurück zu den Jahrzehnten von psychotherapeutischer Arbeit, die hinter mir liegen. Zu meiner Lieblingsmethode der Systemischen Aufstellungsarbeit. Ich habe unzählige Systeme von Familien begleitet, in denen die Vorfahren Opfer oder Täter des Holocaust waren. Oft auch Systeme von Familien, wo es einen Nazi- und einen jüdischen Strang gab. Es war immer die gleiche Erfahrung, die zu einer Lösung führte: Die Täter mussten sich selbst verzeihen. Das löste bei ihnen einen unendlichen Schmerz aus, ein Zusammenbrechen. In diesem Augenblick schwangen Täter und Opfer zusammen und eine immer wieder von Neuem überwältigende Liebe verband die beiden entgegengesetzten Pole.

In mir entstand ein Verdacht: Täter *und* Opfer gehören zusammen. Sie scheinen eine Gruppe von Menschen zu sein, die einen gemeinsamen Vollzug durchleben. Die Begegnung von Täter und Opfer scheint eine der existenziell intimsten Begegnungen zu sein. Das Opfer überlebt nicht, der Täter überlebt zwar, aber ein Teil von ihm stirbt mit der Tat. Diese intime Begegnung zwischen Opfer und Täter wird erweitert durch die jeweiligen

Familien, die lebenslänglich gezeichnet, untrennbar miteinander verbunden bleiben. Die heilende Antwort ist: Alle und alles kommt aus derselben Quelle, aus der Liebe, die uns wollte und will. Für Opfer – falls sie überleben – und Täter ist der Weg zu dieser Erkenntnis scheinbar sehr weit oder in Glücksfällen nur ein paar Minuten lang. Aber davon später.

Mir fällt eine kleine Lehrgeschichte aus dem Taoismus ein. Sie ist eine meiner Lieblingsgeschichten, deswegen erzähle ich sie immer wieder. Sie erklärt mir die Welt:

»Ein Mann kommt zu einem alten Weisen. Er stellt ihm Fragen über das Leben. Zuletzt fragt er: ›Meister, was hat es mit Mördern auf sich?‹

Der alte Weise antwortet: ›Der Mörder darf morden, die Polizei darf ihn fangen, der Richter darf ihn verurteilen, der Henker darf ihn hängen.‹«

Ja, so ist es: Auf der Ebene der dualen Realität ist das eine logische Kette von stimmigen Konsequenzen eines Mordes. Auf der ganzheitlichen Ebene unseres Bewusstseins darf alles sein, was ist und wie es ist, gleichgültig ob »richtig« oder »falsch.«

Das »Jüngste Gericht« findet in uns statt und nicht in der Quelle, aus der wir alle stammen.

Das Jüngste Gericht in uns: Hass, Wut, Rachedurst und der unbedingte Wunsch zu verfolgen und zu vernichten. Die politischen Statements zu Paris tragen weltweit dieses Markenzeichen. Sehr verständlich. Aber es fällt auf, dass diese Haltung identisch ist mit der Haltung des Islamischen Staates. Täter und Opfer, Opfer und Täter – wo ist der Unterschied? Beide Partner denken und handeln im Namen des »Guten und Gerechten«. Hoffnungslos aneinander gefesselt, in einem vernichtenden Tanz.

Was wäre anders, wenn die Welt zu ahnen begänne, nur ganz entfernt zu ahnen begänne, dass es eine Liebe aus einer unversiegbaren Quelle gibt, die uns alle verbindet, uns alle meint. In dieser Haltung werden die äußeren Schritte, die Terror und Töten beantworten, dieselben sein. Aber die innere Haltung ist eine andere. Im Bewusstsein, dass die IS-Kämpfer und ähnliche Gruppierungen etwas ausdrücken, was auch wir in uns haben, wird die Begegnung mit ihnen eine andere sein: klar, sachlich, Ordnung schaffend, aber frei von Hass und Rachedurst. Es kann sogar eine Begegnung auf Augenhöhe werden. Was könnte diese Haltung bei den »Feinden« verändern? Auch Täter sind Menschen. Wenn wir sie als Menschen behandeln und ihnen ihre Würde lassen, etwas, was sie bisher vielleicht kaum je erfahren haben, was könnte das in ihnen auslösen? Gleichzeitig lassen wir die Verantwortung für ihr Tun bei ihnen. Die Konsequenzen ihres Tuns werden sie verantworten müssen. So behalten sie ihre Würde.

Ich habe eine wunderbare Experimentiergruppe. Mit ihr hinterfragte ich – mit der Methode der Systemischen Aufstellungsarbeit – wiederholt das »Böse«. Es gab immer dasselbe Ergebnis. Das Böse ist kondensierte Angst und Verzweiflung. Angst, nicht zu existieren, weil in keinem Sozialnetz aufgehoben und Verzweiflung, nicht gesehen zu werden. Auch Verzweiflung über das Gefangensein in der Dunkelheit. Wenn wir nicht gesehen werden, dann existieren wir nicht. Wenn wir nicht existieren, dann ist es gleichgültig, was wir tun, nichts hat einen Wert. Auch das Leben nicht. Weder das eigene noch das fremde Leben. Aber wenn wir die Welt in Angst und Schrecken versetzen, beginnen wir zu existieren. Der Weg der Liebe ist solchen Menschen verschlossen, ja geradezu unheimlich. Da bleibt nur Angst und Dunkelheit.

Wenn die Welt den Mitgliedern des Islamischen Staates mit Respekt entgegenkäme, sie nicht überall ausschließen, vielmehr der Angst und Not dieser Menschen Rechnung tragen würde und sie gleichzeitig in einer sachlichen Weise vor die Konsequenzen ihrer Taten stellte – was wäre dann anders? Jedenfalls würde es die Hass-Spirale unterbrechen und die gegenseitige Verstrickung verhindern.

Der Text eines Mannes, der bei dem Attentat in der Konzerthalle von Paris seine Frau verloren hat, ist richtungsweisend. Ja, mehr noch, es ist ein Aufbruch in eine neue Zeit.

»17. November 2015, 16:35 Uhr
Worte eines Witwers: ›Ihr bekommt meinen Hass nicht‹

Antoine Leiris hat bei den Anschlägen von Paris seine Frau verloren. Auf Facebook wandte sich der Radiojournalist in einer Art offenen Brief an die Männer, von denen sie getötet wurde. Seine Worte bewegen viele im Netz, mehr als 77 000 Mal wurde der Beitrag bereits geteilt. Mit Leiris' Erlaubnis haben wir ihn hier übersetzt.

›Ihr bekommt meinen Hass nicht.

Freitagabend habt ihr das Leben eines außerordentlichen Wesens geraubt, das der Liebe meines Lebens, der Mutter meines Kindes, aber ihr bekommt meinen Hass nicht. Ich weiß nicht, wer ihr seid und ich will es nicht wissen, ihr seid tote Seelen. Wenn dieser Gott, für den ihr blind tötet, uns nach seinem Bild geschaffen hat, dann muss jede Kugel, die meine Frau getroffen hat, eine Wunde in sein Herz gerissen haben.

Nein, ich werde euch nicht das Geschenk machen, euch zu hassen. Auch wenn ihr euch sehr darum bemüht habt; auf den Hass mit Wut zu antworten würde bedeuten, derselben Ignoranz nachzugeben, die euch zu dem gemacht hat, was ihr seid. Ihr wollt, dass ich Angst habe, dass ich meine Mitbürger mit misstrauischem Blick betrachte, dass ich meine Freiheit der Sicherheit opfere. Verloren. Der Spieler ist noch im Spiel.

Ich habe sie heute Morgen gesehen. Endlich, nach Nächten und Tagen des Wartens. Sie war genauso schön wie am Freitagabend, als sie ausging, genauso schön wie damals, als ich mich vor mehr als zwölf Jahren hoffnungslos in sie verliebte. Selbstverständlich frisst mich der Kummer auf, diesen kleinen Sieg gestehe ich euch zu, aber er wird von kurzer Dauer sein. Ich weiß, dass sie uns jeden Tag begleiten wird und dass wir uns in jenem Paradies der freien Seelen wiedersehen werden, zu dem ihr niemals Zutritt erhalten werdet.

Wir sind zwei, mein Sohn und ich, aber wir sind stärker als alle Armeen dieser Erde. Ich will euch jetzt keine Zeit mehr opfern, ich muss mich um Melvil kümmern, der gerade von seinem Mittagsschlaf aufwacht. Er ist gerade mal 17 Monate alt; er wird seinen Brei essen wie jeden Tag, dann werden wir gemeinsam spielen wie jeden Tag und sein ganzes Leben wird dieser kleine Junge euch beleidigen, indem er glücklich und frei ist. Denn nein, auch seinen Hass werdet ihr nicht bekommen.‹«[3]

Eigentlich sollte ich jetzt eine Seite leer lassen, denn auf diese Worte kann man nur mit Stille antworten …

Antoine Leiris hat sich von seinem Schmerz in die Tiefe führen lassen und dort für sich und seinen kleinen Sohn einen Weg in die innere Freiheit gefunden. Keine Verstrickung, aber eine klare Abgrenzung und ein hellsichtiges Erfassen der Not der Angreifer. Er lässt die Not bei den anderen und geht für sich und sein Kind den Weg der Heilung.

3
THANATOS UND EROS

MARQUIS DE SADE

Paris weicht allmählich zurück. Im Vordergrund bleibt überdeutlich der Eindruck einer existenziellen Intimität zwischen Täter und Opfer. Einer Intimität von Zerstörung und Tod. Die Querverbindung zur sexuellen Begegnung stellt sich aufdringlich daneben. Und bleibt dort stehen. Verstört trage ich die beiden, möglicherweise verwandten Standbilder in mir durch die Tage. Die Worte eines Zeugen von Paris gehen mir nicht aus dem Kopf: »… einer der Täter stand ganz dicht vor mir, wir schauten uns an, er schoss nicht …«.

Ein Zusammentreffen zweier Menschen, die einander fremd und doch ganz nah sind – zwischen ihnen steht die Angst und der Tod. Das verbindet die beiden. Im sexuellen Akt steht zwischen den beiden das Leben – oder auch nicht …

Plötzlich ist er da: Marquis de Sade. Der französische Adelsmann aus dem 18. Jahrhundert, dem es gelungen ist, die Welt bis heute zu schockieren. Tod und Sexualität. Er vereint diese beiden Welten in sich. Er ist ihre Verkörperung.

»Es gibt keinen Gott und erst recht keine Moral. Die Natur hat uns den Trieb zur Zerstörung eingepflanzt, also dient er ihren Zwecken und ist daher gut. Es gibt kein Mitgefühl, keine Dankbarkeit, keine Unsterblichkeit der Seele.« Wer ist der Mann, der das schreibt? Die Zerstörung als Sinn der Natur, als ihr Ziel. Vielleicht hat er Recht? Alles muss vergehen – um neu zu entstehen. Marquis de Sade macht bei der Zerstörung Halt.

In seinem Text ist so viel Schmerz gebunden. Eine tiefe Sehnsucht nach Gott, nach der Unsterblichkeit der Seele und nach Mitgefühl und Dankbarkeit kommen mir entgegen.

Volker Reinhardt, aus dessen Buch *De Sade oder Die Vermessung des Bösen* obiges Zitat stammt, kommentiert mit folgenden Gedanken: »Die Lust am Verbrechen ist eine Spirale, die sich immer weiter dreht. Schließlich verleiht nur noch der zum Äußersten gesteigerte Massenmord den ersehnten Rausch. Doch verfliegt auch er allzu schnell. Das Böse strebt nach dem Unendlichen und findet sich in ewiger Begrenzung wieder.«[4]

Diese grandios formulierten Gedanken wage ich weiterzuspinnen: Kann es sein, dass das Böse ein anderer Weg ist, das Licht zu suchen? Ein schmerzhafter, verzweifelter, aber für manche vielleicht der einzig offene Weg – der Weg der Zerstörung?

Donatien Alphonse-François de Sade wurde 1740 in Frankreich als Sohn der alten Adelsfamilie de Sade geboren. Vor und nach ihm starb der Mutter jeweils eine Tochter. Die Mutter verließ die Familie bald und zog sich in ein Frauenstift zurück. Der Vater war zwar sehr auf seinen Sohn bezogen, tummelte sich aber vornehmlich am Hof, um seiner Karriere willen und unzähliger schöner Damen zuliebe. Er lebte das Leben seiner Standesgenossen. Höfischer Glanz und ausschweifende Sexualität, das war es, worum es den hohen Herren von damals ging. Sie mieteten sich Häuser am Stadtrand und verlustierten sich dort mit Mädchen aus dem Volk, die sie schlecht bezahlten und sexuell gnadenlos ausbeuteten. Als Abwechslung standen schöne Frauen aus der Gesellschaft gerne zur Verfügung.

Emotionale Bindungen waren nicht gefragt. An die Ehefrauen nicht, an die Geliebten nicht und schon gar nicht an die eigenen Kinder. Die Kinder waren strategische Versatzstücke. Sie wurden je nach Bedarf reich oder an alten Adel verheiratet.

Der kleine Alphonse war am Beginn seines Lebens den Domestiken anvertraut. Selbst zur Taufe trugen sie ihn. Die Mutter bestimmte seine Vornamen. Ein kleines Anzeichen, dass sie ihn als ihren Sohn wahrnahm, ihn vielleicht sogar meinte. Er sollte Louis Alphonse Donatin heißen. Die Domestiken kümmerten sich nicht, warfen die Namen durcheinander und es wurde Alphonse Donatin François daraus. Damit zerriss auch dieser feine Faden zwischen Mutter und Sohn. Aus einer Bestimmung wurde Beliebigkeit. Ein Zeichen, in welch liebloser Gleichgültigkeit der kleine Knabe aufwuchs. Zuerst in Paris, erzogen von einem adeligen Libertin, kam er später in die Obhut seines Onkels Abbé de Sade. Dieser Weltgeistliche lebte auf seinem Schloss ein lasterhaftes Leben. Er korrumpierte die Kirche und raubte die Klöster aus, die ihm unterstellt waren. Sein ausschweifendes Sexualleben beobachtete der Knabe durch das Schlüsselloch. Hier lernte das sensible Kind, das nach Familie und Heimat suchte, das Doppelleben eines Kirchenmannes kennen und verachten. Ab da hasste er die Kirche und entwickelte ausgefeilte Methoden, sich mit ungeheuerlichen Blasphemien lebenslänglich an ihr zu rächen. Außerdem traf er auch hier auf die sexuelle Maßlosigkeit und Perversion. So wurde er in eine eindeutige Richtung »erzogen«. Das Ausmaß seines Hasses lässt auf das Ausmaß seiner Enttäuschung schließen, auch in der Kirche keine Heimat gefunden zu haben. Sein Frauenbild war von Schmerz und Verachtung geprägt. Seine Mutter hatte ihn früh verlassen, beziehungsweise nie genommen, Frauen stehen daher für ihn für Perversionen, Demütigungen und sexuelle Folterungen offenbar jederzeit zur Verfügung.

Ganz tief im Herzen hütete dieser verwundete Mensch das Bild einer schönen, edlen und unantastbaren Frau: Die von Petrarca besungene Laura war angeblich eine Ahnfrau von de Sade. Ihr galt seine Verehrung und seine innere Reinheit. So wie er die Familienaufzeichnungen seines Vaters lebenslänglich wie einen Schatz hütete. Er, der nie in einer Familie leben durfte. Sein Schicksal unterscheidet sich wenig von den Schicksalen anderer adeliger junger Männer seiner Zeit. Was war es also, was ihn dazu trieb, in seinen Ausschweifungen bis an den Rand des Ungeheuerlichsten zu gehen und in seinen Schriften diesen Rand weit zu überschreiten? Er trieb seine Genossinnen durch Folterungen und versuchte Vergiftungen bis an den Rand des Todes, in seinen Schriften geht er weit darüber hinaus und beschreibt Handlungen von einer Grausamkeit, die man – so entsetzlich es ist – in vielen Teilen der Welt immer noch als gelebte Realität finden kann.

Das Persönlichkeitsbild von de Sade entspricht lehrbuchhaft der Todestrieb-Theorie von Sigmund Freud. Während Eros auf Leben und Vereinigung ausgerichtet ist, sucht Thanatos die Zerstörung und die Rückführung in den anorganischen Zustand. De Sade hasst schwangere Frauen und fantasiert ihre Zerstückelung sowie grausame Morde an Eltern und Kindern. Alles, was Leben erzeugt, muss vernichtet werden. Für ihn sind Eltern und Kinder natürliche Feinde. Der Todestrieb unterscheidet ihn von seinen Artgenossen – warum?

In der Systemischen Familientherapie haben wir die Erkenntnis gewonnen und unzählige Beispiele bestätigen es: Wenn ein Kind geboren wird und vor ihm ein Kind gestorben ist, dann kommt das nachfolgende Kind mit dem Gefühl auf die Welt: »Du warst vor mir da, du bist gegangen und hast den Platz für mich frei gemacht, daher habe ich kein Recht zu leben.«

Nach der Geburt von Alphonse ist wieder eine Schwester gestorben – »sie ist gegangen und ich darf bleiben«. Viele jüdische Schicksale sind an diesen Umständen zerbrochen: »Meine Familie ist umgekommen, ich habe kein Recht auf mein Leben.« Paul Celan ist das berühmteste Beispiel dafür.

Der kleine Alphonse ist also mit einem zweifachen Todeswunsch, oder vielleicht besser: Todesbefehl, geboren worden und war bis zu seinem Lebensende davon bestimmt. Das erklärt auch den ungewöhnlichen Todesmut als junger Soldat, der ihm viel Ehre und Bewunderung einbrachte.

In der Sexualität, dem lebensspendenden Eros, hat er unausgesetzt die Nähe des Todes gesucht. Nicht bei sich – das war nicht er –, sondern bei den Frauen. Je weniger die Frauen empfanden, je lebloser sie waren, umso mehr wuchs seine Lust. Durch immer wiederkehrende rituelle Folterungen brachte er die Frauen in Todesnähe und sich selbst zum Orgasmus. Nur so ließ sich seine sexuelle Gier befriedigen. Eros und Thanatos in fataler Verstrickung.

So wurde ein hochsensibler, begabter Mensch zum Ungeheuer. Seine Erlösung war Zerstörung. Er bewies sich und der Welt täglich neu, dass es die Liebe und Geborgenheit nicht gibt, nach der er sich von jeher sehnte. Trotzig bestrafte er die Götter, die ihm die Erfüllung seiner tiefen innersten Sehnsucht versagten. Ein verirrter Liebender. Er war »strategisch« verheiratet, hatte zwei Söhne, von denen er ebenso wenig Gebrauch machte, wie seine Mutter von ihm. Er bekleidete verschiedene hohe Ämter aufgrund seines adeligen Standes, die er bald wieder verlor. Seine Exzesse und grausamen Skandale empörten die Welt in kurzen

Abständen. Er wurde wegen versuchten Mordes zum Tod verurteilt, entkam immer wieder, saß viele Jahre im Gefängnis, wo er den Wahnsinn seiner Schriften verfasste. Mit 74 Jahren starb er in einem Irrenhaus, wohin man ihn gebracht hatte, weil er an keinem anderen Ort zur Ruhe kam. Auch dort schrieb er weitere Bücher, die aber von einem seiner Söhne vernichtet wurden. Er spielte Theater mit den anderen Insassen und starb schließlich friedlich im Bett. Nicht ohne den Geistlichen, der ihm die letzte Ölung verabreichen wollte, durch extreme Blasphemien zu entsetzen. Er blieb sich treu, bis zum letzten Atemzug. Eine empfindsame Seele im Teufelsgewand. Sein »Werdegang in die Irre« ist vor dem Hintergrund seiner Geschichte verstehbar. Es geht nicht darum, ihn zu entschuldigen, aber ihn verstehend anzunehmen als eine weitere Variante des Menschseins.

DER STIERKAMPF

»Vom Eise befreit sind Strom und Bäche …«

So beginnt der Osterspaziergang in Goethes *Faust*. Ganz so ist es heute nicht, ich manövriere mich noch über Eisplatten hinweg und versuche, riesige Pfützen von Schneewasser zu umrunden. Nicht immer mit Erfolg. Aber heute ist ja erst Karfreitag, es kann noch werden. Ich wandere einen Bachlauf entlang, begleitet von seinem sanften Rauschen und gehe auf eine gewaltige, verschneite Bergkette zu. Ich bin in einem Südtiroler Bergtal unterwegs. Einsamkeit und Stille umgeben mich. Kein Mensch zu sehen. Es liegt noch ein langer Weg vor mir mit viel Zeit. Gestern habe ich die Auseinandersetzung mit Marquis de Sade abgeschlossen und ich trage ihn noch in mir, dieses Monster eines

Verzweifelten, der das Leben nur erträgt, indem er es wütend bekämpft. Wie jeder Mensch, mit dem man sich wirklich auseinandersetzt, einem ans Herz wächst, so auch er.

Ich spinne meine Gedanken weiter und lande beim Stierkampf. Auch hier Tod und Sexualität. Zum Entsetzen aller meiner Freunde bin ich sehr gern zu Stierkämpfen gegangen – zumindest vor 40 Jahren. Irgendjemand hat einmal gesagt, der Stier ist nicht die Bestie und auch der Matador ist nicht die Bestie, die Bestie ist das Publikum. Das ist sehr wahr, und wenn ich jetzt über den Stierkampf schreibe, dann schreibe ich über die Bestie in mir. Es hat keinen Sinn, das zu leugnen.

Mein Bruder lebte in Südfrankreich und über Jahre sind wir immer zu Ostern mit einer Gruppe französischer Freunde, die Fachleute auf dem Gebiet waren, zu den großen Kämpfen in Südfrankreich und Sevilla gereist. Jedes Mal war es für mich ein Erlebnis von erschütternder Schönheit. Diese Begegnung von Mensch und Tier hat eine archaische Faszination und Wucht. Obwohl es den Stierkampf in der uns bekannten Form erst seit dem 18. Jahrhundert gibt, hatte ich immer das Gefühl, dass das, was ich da miterlebte, ganz tief in die Geschichte von Mensch und Tier zurückreicht. Als das hat es mich immer tief ergriffen. Der Tanz des Matadors mit dem Stier hat eine kraftvolle Intimität, die ihresgleichen sucht. Die Bewegungen des Matadors sind voller Erotik, die auf den Tod zugeht. Eros und Thanatos sind gleichzeitig präsent.

Ich bin so in Gedanken versunken, dass ich erst jetzt bemerke, dass ich auf meinem Weg nicht mehr allein bin. Links neben mir geht Thanatos. Eine hohe, attraktive Männergestalt, noch jung, mit schwarzem Haar und einem schwarzen Ski-Dress. Auf der rechten Seite geht eine schöne junge Frau mit prachtvollen rötlich blond schimmernden Haaren in einem bunt flatternden

Frühlingskleid (hoffentlich verkühlt sie sich nicht). Sie ist offenbar Eros. Bisher habe ich gedacht, Eros sei männlich, aber nein, heute zumindest ist Eros weiblich. Und ich begreife rasch, warum. Thanatos und Eros sind ein Liebespaar. Im Moment gehe ich zwischen ihnen und trenne sie voneinander. Es ist eine künstliche Trennung, die möglicherweise mein Verstand glaubt, machen zu müssen. So gehen wir zu dritt, schweigend, in einem schwingenden Rhythmus. Sie gehen nicht neben mir, sondern mit mir. Ich kann es deutlich wahrnehmen. In mir bewegen sich nach wie vor die Bilder des Stierkampfes. Plötzlich fällt mir ein, dass das spanische Wort für Stierkampf, Corrida, im spanischen Slang »Ejakulation« heißt. Immer wieder ejakuliert der Matador im Augenblick des Todesstoßes. Jetzt komme ich durcheinander, Marquis de Sade blendet sich wieder ein – ist der Stierkampf eine ähnliche Perversion? Ist es reiner Sadismus? Was ist es?

Thanatos und Eros an meiner Seite schweigen, aber ihre Präsenz trägt mein inneres Suchen. Und dann weiß ich es. Es ist weder Sadismus noch Perversion, es ist die Kraft und Weisheit der Natur. In der Gegenwart des Todes ermöglicht sie in dem Samen des Mannes einen neuen Lebensbeginn. Thanatos befruchtet Eros … dieses mein vielleicht sehr subjektives Erkennen begeistert mich außerordentlich.

Aber was ist geschehen? Thanatos und Eros sind nicht mehr an meiner Seite. Suchend blicke ich umher, schließlich drehe ich mich um – da, auf dem Weg hinter mir kann ich die beiden erkennen, sie verschmelzen gerade ineinander, sie sind eins. Eine sich entfernende, immer transparenter werdende Vision, die sich langsam in der Winterlandschaft auflöst. Eine Fata Morgana.

Ich nehme meinen Weg wieder auf, in meinem Herzen die Schönheit und Tiefe dieser Erscheinung.

Die Überraschung über meine Erkenntnis beruhigt sich allmählich in mir. Habe ich etwas Grundsätzliches verstanden, oder glaube ich das nur? Die Beantwortung dieser Frage ist mir gleichgültig. Ich schaue mit neuen Augen auf das Leben. Diese Einheit, ja mitunter Gleichzeitigkeit von Thanatos und Eros scheint die Urzelle jeder Transformation zu sein, die Kernspaltung sozusagen. An uns ist es, beide Kräfte gleichzeitig zu ehren, am Bewusstsein zu halten, zuzulassen. Das ist nicht leicht. Sich in einem intensiven Prozess Neuem zu öffnen ist eines, Altes gehen zu lassen, ist etwas ganz anderes.

Das Leben des Marquis war ein grausames Missverständnis der transformatorischen Kernkraft. Der Todeswunsch in ihm verweigerte das Entstehen von Neuem, zwang zu unaufhörlichen Wiederholungen desselben.

Wir alle leben dieses Missverständnis in kleinerem und größerem Ausmaß, bis wir endlich die fordernde Dynamik einer Transformation begreifen. Vielleicht ist das überhaupt ein zentrales Thema auf dem Weg unserer Entwicklung und in der Begleitung von uns selbst und anderen.

Ich denke zurück an die Attentate von Paris und meinen ersten – mir sehr fremden – Eindruck einer sexuellen Nähe zwischen Täter und Opfer. Jetzt glaube ich, etwas verstanden zu haben. Ich bin froh und dankbar dafür.

Eros und Thanatos sind Grundprinzipien des menschlichen Bewusstseins. Ihrer Bedeutung nach bleiben sie sich immer gleich: Leben und Tod, Anfang und Ende, Aufbau und Zerstörung, Synthese und Analyse. Was sich ändert, ist ihre Gestalt und Wirkkraft. Die Vielfalt ihrer Erscheinungsformen ist so weit gespannt wie die Vielfalt des Menschen, seiner Lebensumstände und seiner kulturellen Zugehörigkeit.

Das charmante Liebespaar, das mich ein Stück auf meinem Weg begleitet hat, war ein Glücksfall. Die beiden waren kurz an meiner Seite, um mir zu helfen, etwas über ihre Zusammengehörigkeit zu verstehen.

Weite Teile Afrikas und auch Asiens unterliegen auf eine namenlos grausame Weise diesem Missverständnis. Sie verzerren und pervertieren das Zusammenspiel von Eros und Thanatos und zerstören dabei sich selbst. In diesen Kulturen können Eros und Thanatos zu vernichtenden Dämonen werden. Eros dient Thanatos, Tod, Folter und Zerstörung in immer gleichbleibender elementarer Unmenschlichkeit. Aber genau diese Regionen der Erde haben gleichzeitig einen besonderen Zugang zu den Lichtebenen des menschlichen Bewusstseins. Afrika ist ein wunderbares Beispiel dafür. In der Begegnung mit Menschen, die offen waren für ein Gespräch mit mir, bin ich der größten Dunkelheit und dem strahlendsten Licht begegnet.

4
MOMMY QUEEN FÄHRT IN DIE HÖLLE

Ich sitze in einem Café in der Wiener Innenstadt und warte auf Renate Winter. Sie ist Richterin und Vizepräsidentin der Kinderrechts-Kommission der Vereinten Nationen. Ich habe viel von ihr gehört, von ihrem Mut, ihrer Menschlichkeit und von ihren Erfahrungen mit den dunkelsten Seiten der Menschheit – sie tut es für alle notleidenden Kinder dieser Erde. Sie war unter anderem Richterin während des Bürgerkrieges in Sierra Leone von 1991 bis 2002. Ich bin gespannt, was sie mir erzählen wird.

Eine hochgewachsene, elegante Frau kommt auf mich zu. Sie ist nicht mehr jung, hat ein sehr ausdrucksvolles, vom Leben geformtes Gesicht, aus dem mir großer Ernst und eine gewisse Strenge entgegenkommen. Wir bestellen beide grünen Tee und nichts dazu, nicht einmal einen kleinen Kuchen. Irgendwie spüren wir wohl, dass ihre Themen nicht von Schlemmereien irgendwelcher Art begleitet werden können.

Ich habe ihr schon per E-Mail von der Grundidee meines Buches erzählt, daher kann ich jetzt gleich direkt mit meinen Fragen einsteigen. Abgesehen davon ist sie keine Frau, die sich mit Höflichkeitsgeplänkel aufhält. Ihre Stimme ist streng, ihre Worte sind präzise und knapp formuliert.

CL: Sie haben in Sierra Leone mit Opfern und Tätern gearbeitet. Was war Ihr Eindruck von den Tätern, denen Sie als Richterin begegnet sind?

RW: Zuerst muss ich richtigstellen, dass ich sehr wenig mit Opfern gearbeitet habe, die wurden von Psychotherapeuten betreut, wenn sie unsere Zeugen waren. Wenn sie nicht unsere Zeugen waren, dann wurden sie überhaupt nicht betreut. Was die Täter betrifft, war ich Instanz-Richterin, das heißt, ich war die letzte Instanz. Ich habe mit den Tätern also nicht so viel zu tun gehabt wie die erste Instanz, die sie verhört hat. Ich habe nur mit Akten gearbeitet. Man sieht die Täter nur, wenn man den Beschluss verkündet. Nichtsdestotrotz kennt man die Täter sehr genau, wir haben rund 2000 Aktenseiten von der ersten Instanz übernommen mit detaillierten Schilderungen, was sich abgespielt hat. Es hat zwei verschiedene Arten von Tätern gegeben. Die einen waren Täter, die nicht selbst Hand angelegt haben, so wie etwa der Präsident von Liberia, Charles Taylor. Er hat Sierra Leone gar nicht betreten, aber er hat sich als Auftraggeber und Mittäter schuldig gemacht. Den habe ich nur bei der Urteilsverkündung kennengelernt – und das sagt nicht sehr viel aus. Anders war es mit den anderen Tätern, die mit einer unglaublichen Brutalität selbstständig eingegriffen haben.

CL: Wie alt ungefähr waren diese Täter, die Sie verurteilt haben?

RW: Der Jüngste war circa 35, andere etwas über 50. Einer von ihnen ist im Gefängnis an Gehirnerweichung gestorben. Sie können sich vorstellen, wie der beisammen war, ein anderer starb an Herzversagen. Alle anderen sind nach wie vor im Gefängnis – und einige bleiben dort auch noch lange. Einige von ihnen haben versucht, das Vaterland zu verteidigen, andere hatten überhaupt keine positive Motivation. Sie haben versucht, möglichst viel Geld, oft für Waffen, zu machen – vor allem mit Diamanten, die sie von Sklavenarbeitern in die Hände bekommen haben.

Wenn Sie, Frau Lieben, meinen, dass es keine bösen Menschen gibt, sondern nur böse Taten, dann kann ich Ihnen nur sagen: Ich weiß nicht, ob es einen lieben Gott gibt, und ich weiß nicht, ob es einen Himmel gibt. Aber ich weiß, dass es eine Hölle gibt, denn ich war dort. Die Menschen, die ich in diesem Zusammenhang kennengelernt habe, würde ich in keiner Form als »gut« bezeichnen.

CL: Auch nicht in ihrem letzten Winkel?

RW: Auch nicht in ihrem letzten Winkel. Es war nicht unsere Aufgabe zu hinterfragen, warum sie so böse geworden sind; wir haben uns auch nicht mit ihrer Kindheit befasst. Das war die Angelegenheit der Verteidigung. Die haben gesagt, dass sie wunderbare Menschen sind – und total unschuldig, das Übliche, wie man das halt so macht.

Aber ich kann mir nicht vorstellen, dass irgendeine Form von Menschlichkeit in jemandem ist, der Kinder im Alter von 8 bis 16 Jahren als Kindersoldaten einsetzt. Wir hatten rund 10 000 Kindersoldaten in diesem Land. Jemand, der Kindern jeden Tag in der Früh Rauschgift gibt, sodass die Kinder praktisch ständig unter Drogen gestanden sind und nicht gewusst haben, was sie tun, der ist böse. Sie haben jeden Tag die furchtbarsten Gräueltaten begangen. Es war für diese Kinder alles, was geschehen ist, was sie getan haben, was ihnen angetan wurde, wie hinter einem Schleier. Wir haben keines dieser Kinder angeklagt, denn alle 10 000 waren überhaupt nicht schuldfähig. Kein internationaler Gerichtshof hat Kinder angeklagt; denn nur der Spezialgerichtshof von Sierra Leone hatte dieses Mandat. Wir haben das aber nicht gemacht, weil wir gesagt haben, dass die Kinder nicht verantwortlich sind für das, was sie getan haben und dafür nicht verantwortlich gemacht werden können, denn wir konnten nicht feststellen, wie alt die Kinder sind, weil es keine Geburtsurkunden und keine Taufscheine gibt. Wir konnten auch nicht feststellen, wann ein Kind in einem Zeitraum von elf Jahren gerade drogenfrei gewesen sein könnte. Wenn man etwas nicht feststellen kann, dann kann man auch keine Stellung dazu nehmen und auch nicht als Basis für ein Urteil nehmen, daher waren Schuldsprüche der Kinder für uns kein Thema. Als Zeugen haben wir sie aber schon vernommen.

CL: Konnten die Kinder trotz Rauschgifts überhaupt Zeugenaussagen machen?

RW: Ja, denn das Rauschgift wurde ihnen nach der Demobilisierung ja nicht mehr verabreicht. Die Kinder sind sehr schlecht dran: Sie haben nie eine Schule besucht, nie einen Arzt gesehen, die Mädchen haben sogar während langer Märsche gebären müssen – und oft Fehlgeburten gehabt. Acht- bis zehnjährige Mädchen sind viele Male vergewaltigt worden, viele von ihnen waren sehr krank. Mädchen sind Ware, man kann mit ihnen machen, was man will.

CL: Haben die Mädchen keine Eltern gehabt, die sie im Hintergrund gestützt hätten?

RW: Ein Mädchen, das »benützt« worden ist, wird von der Familie verstoßen, ist nutzlos, weil es nicht mehr in eine Ehe verkauft werden kann.

CL: Weiß man, was aus diesen 10 000 Kindern geworden ist?

RW: Zum großen Teil sind sie tot. Die Mädchen sind an Aids oder Ebola gestorben, den Jungen wurde nach der Demobilisierung irgendetwas gegeben. Manche haben ein Taxi bekommen, manchen wurde ein altes Handwerkszeug gegeben, damit sie ein anständiges Leben führen können. Das war eine zwiespältige Sache, denn das, was sie gebraucht hätten, wäre eine lange Therapie gewesen. Aber dafür war weder Geld noch Zeit vorhanden. Keiner der internationalen Geldgeber hat dafür Geld gehabt. Alle NGOs und Psychotherapeuten haben bekräftigt, wie notwendig eine Therapie wäre, aber daran gab es kein Interesse. Nur NGOs haben diesbezüglich kurze Hilfe geleistet. Für die Opfer dieser Kinder, das waren wieder ungefähr 10 000, hat es zwar einen Opferfonds von mehreren Millionen Euro gegeben, aber das Geld ist nicht ausgezahlt worden, nur etwa 120 Euro pro Person, der Rest scheint verschwunden zu sein. Die UNO hat vorgeschlagen, dass NGOs die Gelder vor Ort ausbezahlen. Die Regierungen haben sich geweigert, das Geld musste an die Regierungen überwiesen werden. Wenn ich etwas zu sagen gehabt hätte, hätte ich das Geld zurückbehalten. So aber scheint es verschwunden zu sein.

Das mit dem Bösen ist also eine sehr zwiespältige Sache – wo die überall sitzen, die Bösen! Was »meine« Bösen, also meine Angeklagten, betrifft, so haben die alles getan, was man nur tun kann, um ein Schwerverbrecher zu sein: Rauben, morden, Häuser anzünden, in denen Menschen sind, die man nicht rauslässt, Vergewaltigung, Verstümmelung. Alles. Es gibt nichts, was Sie sich vorstellen können, was nicht geschehen ist. Und wenn ich Ihnen Details erzählen würde, könnten Sie hier nicht mehr ruhig sitzen. Das kann man nur schwer erzählen, vor allem dann nicht, wenn der Zuhörer nicht darauf vorbereitet ist. Und kein einziger von den Tätern hat wirklich Reue gezeigt – nicht einer. Die meisten hatten die Haltung, ihre Opfer seien Ungeziefer – und nur dazu da, um ausgenutzt zu werden.

Das ist eines der Probleme von Schwarzafrika: Gewählt wird oft derjenige, der am grausamsten ist, weil er der Stärkste ist. Zum Beispiel Charles Taylor, der zwei Wahlen in Liberia gewonnen hat. Die Leute sind für ihn durch die Straßen gezogen und haben gerufen: »Er hat meinen Papa umgebracht, er hat meine Mama umgebracht – und deswegen werde ich ihn wählen!« Grausamkeit ist Stärke, deswegen gibt es in Schwarzafrika diese Fraktionskriege, um zu zeigen, dass einer grausamer, also stärker ist als der andere und daher eher helfen kann. Das wirkt auf die Leute. Das wird akzeptiert.

CL: Wie kommt eine ganze Region zu solch einer Haltung?

RW: Das kann ich Ihnen nicht sagen. Ich glaube, das war schon immer so. Zuerst wird üblicherweise in der Diskussion die Schuld bei irgendwem gesucht, etwa bei den Arabern, die schwarze Sklaven verkauft haben. Nur hat ihnen die Sklaven ja jemand verkaufen müssen, das waren wohl die eigenen Chefs. Die eigenen schwarzen Könige, die Menschen aus ihren Dörfern verkauft haben. Das war also keine nur importierte Geschichte. Man hat den Weißen vorgeworfen, dass sie diese und andere Verbrechen begangen haben, und die haben zweifellos saftige Verbrechen begangen, genauso wie auch die Araber. Nur, es gehören halt immer zwei zum Tangotanzen.

CL: Sie meinen also, Schwarzafrika habe als Nation »mitgetanzt«? Aber es ist ja keine Nation im engeren Sinne.

RW: Nein, es gibt Stämme, die sind zu Nationen zusammengefasst, und die vertragen sich auch innerhalb der Nation nicht. Ich habe zum Beispiel niemanden getroffen, der gesagt hat, er sei ein »Sierra Leonese«, sondern man hat seinen Stamm genannt.

CL: Ich habe in Amerika mit einem kongolesischen Ehepaar gesprochen, das mit Gewaltverbrechern im Ost-Kongo arbeitet. Die beiden haben ein »Curriculum« entwickelt, durch das diese Männer hindurchgehen, und es ist sehr berührend, wie sich diese Männer dabei verändern. Es geht also schon. Die Afrikaner haben ja auch ein großes medizinisches Wissen und eine Kultur, die innerhalb der Stämme Sinn macht.

RW: Ja, es kommt darauf an, wie man das diskutiert. Ich bin zur Zeit Mitglied und Vizepräsidentin der Kinderrechtskommission der Vereinten Nationen. Wir überwachen die Einhaltung der Konventionen in vielen Staaten. Da gibt es zum Beispiel einen Stamm, der dadurch »glänzt«, dass er Albinos schlachtet. Es gibt einen zweiten, wo Kinder rituell zu Tode gefoltert werden, und einen dritten, wo Kinder in Häuser gesperrt und mit Messerschnitten markiert werden. Außerdem gibt es Stämme, wo kleine Mädchen beschnitten und im Alter von sechs bis acht Jahren verheiratet werden. Selbstverständlich werden auch Mädchen in die Ehe, und anderswo Kinder in die Sklaverei verkauft. Auch das nennen diese Stämme ihre Kultur. Sie sind der Meinung, dass sie das Recht auf ihre jeweils eigene »Kultur« haben.

CL: Sie haben ja auch in anderen Ländern gearbeitet. Derzeit sind Sie in Kasachstan. Was machen Sie dort?

RW: Kasachstan, Kirgistan, Tadschikistan und Usbekistan sind die zentralasiatischen Länder, in denen ich zur Zeit arbeite; die haben sicherlich auch Probleme, aber ganz anderer Art.

CL: Die Grausamkeit, von der Sie erzählen, haben andere Länder nicht?

RW: Grausamkeit ist überall anzutreffen. Denken Sie jetzt an den Nahen Osten! Asien hat sie auch, aber in anderer Form. So gibt es etwa die neuerdings gelockerte Einkind-Politik in China. Wenn ungewünschte Kinder dort nicht abgetrieben werden, werden sie manchmal umgebracht oder auf die Straße gelegt oder verkauft. Es gibt als Konsequenz einen Frauenmangel – und man hat erwartet, dass die Frauen dadurch mehr geschätzt werden, aber das stimmt nicht. Manche Chinesen holen sich Frauen aus den Nachbarländern und behandeln sie nicht als Ehefrau mit Rechten, denn sie sind nicht reinrassig chinesisch. Die Situation für Mädchen, vor allem in ländlichen Gebieten, hat sich nicht wirklich überall gebessert.

Ich höre Renate Winter zu und spüre in mir eine Ahnung von dem undurchdringlichen Dunkel, in dem diese ungewöhnliche Frau seit vielen Jahren lebt, arbeitet und mit den Kindern leidet. Nicht umsonst ist sie Vizepräsidentin der Kinderrechtskommission der UNO. Kinder sind ihr Thema, ihr tiefstes Anliegen. Das wird immer klarer.

CL: Wie halten Sie denn all das aus, elf Jahre in einem solchen Kontext zu leben? Wie überlebt man das?

RW: Ich war auch in Ruanda, in Burundi, im Südsudan, im Irak.

CL: Und da waren Sie auch Richterin?

RW: Dort habe ich Richter für die vielen, vielen Kinder ausgebildet, mit denen sie zu tun haben sollten.

CL: Das war aber eine kostbare Tätigkeit.

RW: Nein, es war ihnen eigentlich meistens egal; diese Richter haben ebenso gedacht wie die anderen. Die vorbereitende Schulung hat nichts genutzt; glaube ich. Ich habe es halt versucht.

CL: Ja, immerhin haben Sie es versucht. Haben die Richter Ihnen wenigstens zugehört oder ist an denen abgeglitten, was Sie gesagt haben?

RW: Sie waren eingeladen, oft waren sie von ihren Vorgesetzten beauftragt zu kommen, aber das wichtigste war oft nur das Essen. Wenn sie nichts zu essen bekommen hätten, wären sie gar nicht gekommen, haben viele gesagt.

CL: Haben Sie, wenn Sie einen Kulturvergleich machen, den Eindruck, dass diese Völker auf einer anderen historischen Stufe stehen, zum Beispiel dort, wo etwa wir zur Zeit der Kreuzzüge standen? Könnten sich diese Völker Ihrer Auffassung nach weiterentwickeln oder ist es eher ein stationärer Zustand?

RW: Das ist sehr schwer zu sagen. Bei Afghanistan habe ich das Gefühl, dass es ein stationärer Zustand ist. Afghanistan ändert sich nicht, weil die Leute nichts ändern wollen. Man kann jemandem nicht helfen, etwas zu ändern, wenn er es nicht ändern will. Die Bergvölker und die Stämme in Afghanistan, die ich kennengelernt habe, haben nicht die geringste Absicht, etwas zu ändern. Wenn zum Beispiel ein Nachbar mit einem anderen Schwierigkeiten hat, die gelöst werden sollen, gibt dieser Nachbar dem anderen seine Tochter, die dann wie ein Stück Vieh behandelt werden kann. Dass die Tochter etwas dagegen haben könnte, dass sie Rechte haben könnte, ist nicht einmal eine Überlegung wert. Das ist Stammesrecht. Es ist zum Beispiel auch ein Stammesrecht in einem Dorf, dass zu einem bestimmten Datum Buben vergewaltigt werden.

CL: So wie bei uns das »Jus primae noctis«?

RW: Nein, es scheint, als ob die Buben initiiert werden sollen. Es ist auch so, dass Stämme sich gegenseitig unterdrücken und etwa die Buben der anderen als Sklaven behandeln oder als »Tanzmännchen« verwenden. Auch das kann Stammesrecht sein.

CL: Das heißt, wenn Sie seit Jahrzehnten in diesen Ländern unterwegs sind, dann sind Sie jemand, der das zwar alles erfährt, aber nicht ändern kann.

RW: So ist es.

CL: Wie halten Sie das aus?

RW: Manchmal kann man – nicht offiziell, aber doch – etwas tun.

Das erste Mal huscht ein feines Lächeln über ihr Gesicht. Ein ganz anderer Mensch sitzt mir plötzlich gegenüber. Offen, weich – und in dieser Offenheit schutzlos. Ich begreife, dass ihre Strenge und Knappheit eine Überlebensstrategie geworden sind.

CL: Haben Sie ein Beispiel?

RW: Ja, das habe aber nicht ich, sondern jemand anderer erlebt.

CL: Das ist ja egal.

RW: In Sierra Leone hat man einen Buben gefunden, einen der Kindersoldaten, die demobilisiert wurden. Er wurde nach dem Krieg entwaffnet. Wir hatten ein Mädchen, das vielleicht als Zeugin in Frage gekommen wäre, der beide Hände abgeschnitten worden waren. Die Kindersoldaten haben immer gefragt: »Willst du kurze oder lange Ärmel?« Je nachdem haben sie die Hände oder die Arme abgeschnitten. Und der Bub, den wir gefunden haben, einer von den 10 000, war derjenige, der dem Mädchen die Hände abgeschnitten hat. Er war der Nachbarbub. Das Dorf ist von Rebellen überfallen worden. Diese Rebellen haben alle Buben verschleppt und gezwungen, ihre Mutter zu vergewaltigen oder die Schwester umzubringen oder eben das Nachbarskind zu verstümmeln. Dazu wurden sie gezwungen.

CL: Gezwungen? Wie hat man die Kinder dazu gebracht?

RW: Man hat ihnen die Pistole an die Schläfe gesetzt und gesagt, entweder du tust das jetzt oder wir erschießen dich oder foltern dich zu Tode. Ganz einfach.

CL: Dann sind die Buben allein losgezogen und haben es getan?

RW: Nein, nicht losgezogen, die Meute war ja da.

CL: Das geschah vor Ort?

RW: Ja, die machten das vor den Augen des gesamten Dorfes und vor den Augen der Rebellen. Der Bub hat also die Hände des Mädchens abgeschnitten. Und da wurde nach Kriegsende dann von NGOs eine Mediation versucht. Sie sind mit dem Buben und dem Mädchen in das Dorf gegangen. Der Vater hat seine Tochter als Zeugin zu Gericht gebracht und gesagt: »Wenn ihr wollt, könnt ihr sie behalten.« Denn eine Frau ohne Hände kann schließlich nicht arbeiten, und der Vater sieht nicht ein, warum er sie ernähren soll, wenn er sie nicht verkaufen kann.

Die NGOs haben gesagt, dass wir das Mädchen nicht behalten können, das geht nicht, aber vielleicht könnte man etwas anderes machen. Die Gruppe hat das Dorf gefragt, ob es den Buben zurücknehmen kann – und das Mädchen auch. Der Dorfälteste hat gesagt, dass das überhaupt nicht in Frage kommt, der Bub kann nicht zurückgenommen werden, da er ein Verbrechen begangen hat, das man nicht sühnen kann. Er solle in die Stadt gehen und dort Arbeit suchen. Darauf hat ein anderer Dorfältester gesagt, das komme nicht in Frage. Es gäbe nur das organisierte Verbrechen, das so jemanden anstelle. Er bringe ihnen die Gauner ins Dorf. Das gehe nicht. Darauf haben sie gesagt, na gut, dann werden sie ihn umbringen – gleich und sofort. Darauf hat der Dorfälteste gemeint, dass das zwar eine gute Idee sei, man es aber nicht machen kann, wenn die »Internationalen« danebenstehen. Dann würde man auch noch bestraft werden, das gehe also nicht.

Der Bub stand die ganze Zeit dabei. Die Eltern durften ihn auch nicht zurücknehmen, denn damit wäre die ganze Familie »vogelfrei« geworden – und das ist in Sierra Leone ein Todesurteil. Es gibt ja keine Versicherung, keine Polizei, keinen Schutz. Wenn du vogelfrei bist und aus deinem Haus und dem Dorf hinausgeworfen wirst, dann hast du nichts mehr. Dann kannst du im Dschungel warten, bis dich die Tiere fressen. Also hat die Familie ihn natürlich nicht zurückgenommen.

Schließlich hat der Bub gesagt, er wüsste schon etwas: Er wäre bereit, das Mädchen zu heiraten. Ob das akzeptiert werden könnte. Nach einer Beratung haben alle gesagt, dass das eine wirklich gute Idee sei, eine Lösung für beide, und er habe damit etwas so Gutes getan, dass er auch zurückkommen kann.

CL: Und war das Mädchen auch einverstanden?

RW: Ja, obwohl niemand daran gedacht hat, es zu fragen. Die NGOs haben das dann getan. Das Mädchen hat gesagt: »Ob mich mein Vater erschlägt oder mein Mann, wo ist da der Unterschied?« Man hat dann mit dem Buben gesprochen – und er hat gesagt: »Ihr könnt ganz sicher sein, dass ich sie nicht erschlage – und auch, dass ich sie nicht schlage. Ich war sehr lange ein Kindersoldat und bin genug geschlagen worden, ich weiß, wie das ist.«

Das ist das einzig wirklich Positive, das ich in elf Jahren in Sierra Leone erlebt habe.

CL: Aber Sie bleiben weiterhin auf Ihrer Spur?

RW: Ich bin jetzt, wie gesagt, für Zentralasien zuständig. Ich habe drei Jahre in Georgien gearbeitet, um dort das Strafrecht an europäische Normen anzupassen. Das ist eine ganz andere Arbeit.

CL: Das ist mehr eine Gedanken- und Verhandlungsarbeit, dabei erholt man sich vielleicht ein wenig?

RW: Ja.

CL: Sie müssen ein unglaubliches inneres Sendungsbewusstsein haben, wenn Sie das alles durchgestanden haben und nicht davongelaufen sind.

RW: Es ist kein Sendungsbewusstsein, es ist Zorn. Meine Motivation ist ganz schäbig. Wenn jemand daherkommt und zu mir sagt: »Mir kannst du – ätsch – gar nichts tun, weil ich Präsident/Minister/Chef/Kriegsheld bin«. Ich kann zwar nichts verbessern auf der Welt, aber was ich zu verhindern versuchen kann, ist, dass derjenige, der vor meinem Gericht steht, noch einmal diese Verbrechen begeht. Das habe ich auch zu einem gesagt, der meinte, dass ich ihm überhaupt nichts tun könne. Er hat gelacht. Sein Anwalt sagte: »Es ist möglicherweise unethisch, Kinder zu Soldaten zu machen, aber es ist gesetzlich nicht verboten, daher hast du ihn sofort freizulassen.« Ich habe daraufhin gesagt: »Abwarten.« Wir haben 138 verschiedene nationale Rechtsordnungen durchgeschaut, um bestätigen zu können, dass es ein Verbrechen war und ist und dann haben wir ihn schuldig gesprochen. Dann hat er nicht mehr gelacht.

CL: Und Sie sind mit dem Leben davongekommen. So ungefährlich ist das ja nicht.

RW: Ich war zuvor Richterin im Kosovo, nach dem Krieg. Ich komme öfter in solche Länder. Da hat jemand versucht, mich zu erschießen, aber ich hatte sehr gute Bodyguards. In Sierra Leone hatte ich ebenfalls welche – davon war einer wirklich ganz ausgezeichnet. Aber ich habe sie nie gebraucht. Mir hat nie jemand etwas Böses getan. Ein einziges Mal wurde ich irgendwo »angefetzt«, aber das hat der Bodyguard sofort abgestellt. Sonst niemals. In Afrika hatte ich keine Schwierigkeiten, weil ich eine »Mommy Queen« bin, eine alte Frau. Und als solche bin ich respektiert. Auf dem Balkan ist das nicht so.

CL: »Mommy Queen« ist wunderbar.

RW: Ja, das ist einerseits eine Auszeichnung, ein Bonus, den man bekommt, aber es wird andererseits auch erwartet, dass man dafür gefälligst etwas tut. Nämlich hilft und schützt.

CL: Aber Sie haben ja Leute verurteilt, das ist doch nicht so schützend.

RW: Doch, denn ich habe »die Bösen« verurteilt. Man hat uns immer gesagt, man wolle keinen internationalen Gerichtshof, man wolle viel lieber, dass man ihnen Geld gibt und verschwindet. Das ist aber nicht wahr. Das wollte vielleicht die Regierung. Die Leute aber wollen, dass man feststellt, dass sie Opfer sind. Und alle Frauen, die vergewaltigt worden sind, wollen das vor ihren Männern festgestellt haben. Sie haben sich nicht mit einem »Sieger« eingelassen, sondern sie waren Opfer von Vergewaltigungen. Es geht ihnen nicht um Geld, sondern darum, reingewaschen zu werden. Und das konnten wir tun.

CL: Wie haben diese Frauen dann weitergelebt?

RW: Ich glaube, Afrika würde überhaupt nicht mehr existieren, wenn es die afrikanischen Frauen nicht gäbe. Die haben eine »Resilienz«, das ist unglaublich. Wenn ich dreimal vergewaltigt werde, dann laufe ich Amok. Diese Frauen gehen zum Brunnen Wasser holen und singen. Ich habe den größten Respekt vor afrikanischen Frauen. Die Frauen sorgen für die Familie, sie arbeiten, sie kriegen die Kinder. Sie werden malträtiert, werden geprügelt – und dennoch halten sie alles zusammen. Westafrika, Ostafrika, Südafrika – es ist überall dasselbe.

CL: Gibt es da einen religiösen Hintergrund oder was ist die Quelle dieser Kraft?

RW: Es ist eine Stärke, mir scheint, eine angeborene Stärke.

CL: Und bilden diese Frauen Allianzen?

RW: In vielen Dörfern gibt es Vielweiberei. Da hat ein Mann zehn bis 15 Frauen, je nachdem, wie viele er sich kaufen kann. Und die halten doch in irgendeiner Form zusammen. Das ist ein Vor- und Nachteil für die Kinder. Sie sind die Kinder von allen Frauen und werden auch von allen ganz lieb umsorgt. Aber sie haben dann auch Verpflichtungen gegenüber der Familie und der Gesamtheit, wenn etwas aus ihnen werden soll. Das wird oft eine der Grundlagen für Korruption. Wenn aus einem der Kinder etwas wird, dann muss es alle, die für es gesorgt haben, versorgen. Das heißt, die ganze Existenz übernehmen; schauen, dass genug Geld da ist, um das ganze Dorf, den ganzen Stamm zu erhalten; alle Angestellten der Regierung hinauswerfen und die eigenen Leute hineinsetzen usw. Das ist alles sehr zweischneidig. In den großen Städten ändert sich langsam etwas, aber die Korruption ändert sich nicht.

CL: Ich habe in Los Angeles, wo meine Tochter lebt, wunderbare Schwarze kennengelernt. Mit einer solchen Herzenswärme und so einer Heiterkeit. Die stammen ja auch aus Afrika.

RW: Natürlich, es gibt auch solche Leute, aber Sie dürfen nicht vergessen, ich bin Richterin, ich sehe nur das Negative. Mit dem Positiven habe ich nichts zu tun. Die positiven Menschen, mit denen ich zu tun habe, sind eben die Frauen. Positive Männer habe ich kaum kennengelernt.

CL: Sind die Männer, die Recht sprechen, auch korrupt?

RW: Ja auch; in sehr vielen Ländern. Auch die Ärzte: »Wenn du nicht zahlst, kannst du vor mir verrecken.«

CL: Gibt es auch Ärztinnen in Sierra Leone?

RW: Ich glaube schon, aber die habe ich nicht kennengelernt.

CL: Die Frauenkraft in Afrika ist jedenfalls sehr eindrucksvoll.

RW: Ja, sehr. Ich habe eine kleine NGO in Sierra Leone, erhalten durch die Spenden von Frauen, die ich kenne, wo ich Kindersoldatinnen aufgenommen habe, die von der Prostitution gelebt haben. Ihre Kinder sind die sogenannten Kinder des Hasses und vogelfrei. Denn die Familie der Frau akzeptiert sie nicht, und die Familie des Mannes auch nicht, wenn man den Mann überhaupt je zufällig finden sollte. Das sind ganz vogelfreie Kinder, das ist furchtbar.

CL: Wer kümmert sich um sie?

RW: Niemand.

CL: Leben die dann verstreut in den Dörfern?

RW: Meistens in den Slums von Großstädten, darum kümmert sich die Mutter. Die Mutter lebt ja in der Prostitution, damit sie ihre Kinder ernähren kann.

CL: Was geschieht mit den alten Frauen, die können ja nicht mehr von der Prostitution leben?

RW: Alt werden die nicht. Sie sterben an Geschlechtskrankheiten und viele an Aids, andere an Ebola. Wir haben auch die Pest, die Cholera, fünf Arten von Typhus. Es gibt praktisch keine Krankheit, die es in Sierra Leone nicht gibt.

CL: Wie haben Sie überlebt?

RW: Ich habe alle Impfungen, die es überhaupt gibt. Gegen die Dreitagesmalaria gibt es allerdings keine Impfungen, da ist man in drei Tagen tot. Es gibt Medikamente dagegen, aber die kann man nicht lange nehmen. Ich habe sehr aufgepasst und viel Glück gehabt. Ich habe in einem kleinen Hotel gewohnt, das ich mir ausgesucht habe, weil dort ununterbrochen ein Sturm weht. Da halten sich keine Moskitos.

CL: Sehr schlau!

RW: Aber auch sehr unangenehm. Der Wind weht immer, er kommt vom Meer herein.

CL: Ich verstehe immer besser, warum Sie gesagt haben, Sie kommen aus der Hölle. Sie haben ja, wie ich aus dem Internet weiß, auch darüber geschrieben.

RW: Ich habe Artikel geschrieben, keine Bücher. Denn die schlimmsten Dinge, die ich gesehen habe, dürfte ich gar nicht beschreiben. Sonst würde ich nicht mehr leben.

CL: Sie haben so reiche Erfahrungen. Das mit den Frauen zum Beispiel habe ich so noch nie gehört.

RW: Das wissen aber viele Leute, die dort gearbeitet haben. Mikrokredite etwa werden immer nur an Frauen vergeben, denn die Männer würden alles sofort versaufen und ganz bestimmt nicht zurückzahlen. Frauen zahlen immer zurück.

CL: Diese Frauen müssen unglaublich unsentimental sein.

RW (lacht): Das ist ein Hilfsausdruck.

CL: Wenn diese Frauen ihren Gefühlen nachgehen, wohin kommen sie da?

RW: In vielen Regionen der Welt gibt es kein Wort für Liebe. Weil es das Gefühl nicht gibt. Diese romantische Idee hat Europa, der Westen.

Wir haben in Sierra Leone bei Gericht große Schwierigkeiten mit der Feststellung von Vergewaltigungen gehabt, weil es in der Landessprache kein Wort dafür gibt. Die Dolmetscher haben uns gefragt, wie sie das übersetzen sollen. Wir haben ihnen beschrieben, was dabei passiert. »Ach, wir wissen schon – das, was Papa und Mama tun.«

Zu mir hat einmal ein Soldat gesagt: »Warum soll ich die fremden Frauen fragen, ob sie wollen; ich frage meine eigene Frau ja auch nicht!«

CL: Gibt es eine Art Respekt für die eigenen Eltern?

RW: Das glaube ich schon. Deswegen zwangen die Rebellen ja auch die kleinen Buben, ihre Mütter zu vergewaltigen. Das ist ein schwerer Tabubruch. Und das ist unverzeihlich. Deswegen mussten sie das tun. Das ist übrigens in Lateinamerika genauso.

CL: Was geht in diesen Menschen vor? Woher kommt dieser elementare Hass?

RW: Ich habe immer gefunden, die Basis von allem Negativen, womit ich zu tun habe, ist Gier und Machtstreben.

CL: Wann würden diese Menschen etwas als Erfolg bezeichnen? Sie hören ja nicht auf, sie sind nicht zu befriedigen.

RW: Nein, es hat immer einen Ausgangspunkt gegeben: Landbesitz – und das, was mit dem Land zusammenhängt. Land ist immer begrenzt. Aber die Fortpflanzungskraft der Menschen unglücklicherweise nicht. Irgendwann wird das Land zu wenig. Das war zum Beispiel in Ruanda so. Das Land hat genug Platz für ungefähr acht bis zehn Millionen Menschen gehabt. Auf einmal waren es aber 22 Millionen – und dann ist es losgegangen. Du hast eine Gruppe von Bauern und dann gibt es Viehzüchter: Wenn die Viehzüchter mit ihren Tieren über die Felder trampeln, gibt es ein Problem. Es geht in den meisten Fällen um die Basis-Ressourcen. Ich glaube, dass der Aggressionstrieb des Menschen zusammen mit dem Fortpflanzungstrieb das Ende unserer Welt bedeuten wird.

CL: Ein Ende im Sinne der Übervölkerung? Der Mensch führt sich auf diese Weise ad absurdum? Wie hoch ist die Kindersterblichkeit?

RW: Nicht so hoch. Manche afrikanischen Regierungen machen etwa UNICEF den Vorwurf, dass sie die Kinder impfen, statt sie sterben zu lassen. Denn dann gibt es zu viele Kinder. Das bekommt man auch zur Antwort, wenn man Schulen bauen will: »Wir brauchen keine Schulen, wir brauchen weniger Kinder.« Aber Frauen dürfen keine Geburtenkontrolle machen.

CL: Wie halten eigentlich die Körper der Frauen das alles aus?

RW: Sie halten es nicht aus. Wir haben zum Beispiel in Afrika, speziell in Schwarzafrika, viele Frauen, die durch Vergewaltigungen einen Blasenriss erlitten haben und inkontinent geworden sind. Sie stinken – und dürfen dann nicht mehr im Dorf wohnen. Die Kinder werden von den Großfamilien übernommen, und wenn kein Vater und keine Mutter mehr da sind, dann sind sie die Sklaven der anderen Kinder in diesen Familien, der Erwachsenen sowieso.

Wir haben auch Kinder in Afrika, die als Krüppel geboren werden. Oft, weil die Frau während der Schwangerschaft so geprügelt worden ist, dass das Kind verkrüppelt auf die Welt kommt. Aber das wird als eine Strafe Gottes interpretiert, weil sich die Mutter oder die Großmutter (aber sicher nicht der Vater oder Großvater!) schlecht verhalten haben. Deswegen darf man dem verkrüppelten Kind auch nicht helfen, weil sonst die Strafe Gottes nicht funktionieren würde. Aber man darf das verkrüppelte Kind zu Tode quälen, weil das Gott sicher recht ist.

CL: Wie, glauben Sie, schauen die Gehirne solcher Menschen aus? Es gibt Forschungen über Verbrechergehirne: Wenn ein Mensch ohne Liebe und Zuwendung aufwächst, bilden sich bestimmte Synapsen im Gehirn nicht aus. Diese Menschen empfinden nichts bei ihren Gräueltaten.

RW: Das sind alles keine Verbrecher, das sind normale Durchschnittsmenschen. Ich weiß nichts über ihre Gehirne. Da wird ein Kind zu Tode gequält – und alle tanzen herum und singen. Sie haben die Macht. Wir leben – und du stirbst, und wie du stirbst, das bestimmen wir. Man könnte das ja auch schnell erledigen, aber es ist lustig, die Qual zu sehen.

In Afrika gibt es noch etwas anderes. Das betrifft meine Soldatenkinder. Es gibt ein Sprichwort, das heißt: Blut schreit nach Blut. Jede Nacht, wenn meine Soldatenkinder schlafen, kommen die Geister und fordern ihr Leben. Und sie können nicht schlafen. Die werden mit ihren Traumata nicht fertig. Sie sehen in der Nacht die Gespenster der Toten, die sie ermordet haben. Die kommen in der Nacht und sagen: »Jetzt kriegen wir dich.« Das heißt, es ist schon ein moralischer Konsens da, sonst würden die Geister nicht kommen. Deswegen haben die Kinder ja auch Rauschgift bekommen, um all das auszuhalten. Bei Erwachsenen geht das nicht so einfach. Aber da kommen auch keine Geister mehr.

CL: Wie können Sie wissen, dass bei den Erwachsenen keine Geister kommen?

RW: Ich weiß das, soweit es die Kinder betrifft. Wenn sie in der Nacht schreien, weiß ich das. Das sagen mir die Wärter.

Im Übrigen hat man den Eindruck, dass oft die Überzeugung besteht, dass das gewöhnliche Volk dazu da ist, um von der Oberschicht ausgebeutet zu werden. Ich habe einmal mit einem Erziehungsminister gesprochen, der mich gebeten hat, ein Schulgesetz zu schreiben. Ich habe ihm gesagt: »Wozu, es gibt ein Gesetz, das vier Jahre Volksschule gratis verlangt, und nicht einmal das kannst du garantieren.« Darauf er: »Du verstehst mich falsch. Du sollst ein Gesetz schreiben, dass es keine Schule zu geben braucht.«

»Ah«, sage ich, »ein Land von Analphabeten wird von Analphabeten regiert.« Daraufhin sagt er: »Meine Kinder gehen in Europa in die Schule, aber die hier brauchen keine Schule, denn zum Arbeiten für uns brauchen sie keine Schule.«

Das ist die Art, wie manche denken.

CL: Wie kann sich das ändern?

RW: Durch Erziehung, Erziehung und noch einmal Erziehung. In den Städten gibt es inzwischen mehr Angebote. Nur, die Schulen sind schlecht, die Lehrer sind schlecht – und schlecht bezahlt. Alles das verhindert eine gute Ausbildung für die Durchschnittsbevölkerung.

CL: Was bringt die jungen Menschen in die Städte?

RW: Die Loslösung vom Clan, von ihrem Stamm. Du unterstehst dann nicht mehr der Stammesordnung. Daher bist du aber auch nicht geschützt. Zwar freier, aber nicht geschützt.

CL: Im Clan/Stamm ist man doch auch nicht geschützt.

RW: Im Clan/Stamm ist man schon geschützt, das ist deren Interesse. Also wenn etwa ein Mann krank wird und seine Familie nicht mehr ernähren kann, dann wird ihm der Clan oder Stamm helfen. Er wird ja gebraucht.

CL: Und werden die Kinder und Frauen vom Clan und im Stamm geschützt?

RW: Soweit man sie braucht, schon.

CL: Wie schaut der religiöse Hintergrund in Sierra Leone aus? Welche Religion oder Religionen sind dort beheimatet?

RW: Die Hälfte der Bevölkerung ist muslimisch, die andere Hälfte sind Christen. Man kann aber bemerken, dass Anhänger beider Gruppen oft nicht davon überzeugt sind, sondern eher Animisten zu sein scheinen. Religiöse Intoleranz ist nicht bekannt.

Die Stammesrechte und die Stammesgebräuche sind viel stärker als die Religionen.

Während Renate Winter das sagt, schaut sie auf die Uhr. Sie muss zu ihrem nächsten Termin. Ich habe kaum Zeit, mich zu bedanken, schon ist sie dahin, diese eindrucksvolle Frau. Knapp und präzise, wie sie berichtet, bewegt sie sich auch.

Ich bleibe zurück am Caféhaustisch – stumm und erschüttert. Langsam nur kann ich mich aus dem Bann dieser Welt lösen, die Renate Winter vor mir ausgebreitet hat.

Ich kann nicht nach Hause gehen, eigentlich kann ich nirgends hingehen. Ich streife durch die Straßen der Wiener Innenstadt, bleibe vor Häusern stehen, schaue durch Toreinfahrten, suche stille Gassen – aber auch dort finde ich mich nicht. Ich rufe einen Freund an, um mit ihm über das Gehörte zu reden – er ist nicht erreichbar. Vielleicht gut so. Eigentlich ist mir die Sprache weggeblieben. Ich gehe stundenlang, in mir lastendes Schweigen.

Dann beginnen mir Tränen übers Gesicht zu rinnen. Weinend gehe ich weiter, alles verschleiert sich, ich verirre mich, komme ganz woanders heraus – das alles ist gleichgültig. Ich gehe wie in einer fremden Stadt. Die Häuser, die Leute in den Straßen, sie alle wissen nichts von dem Entsetzen, von dem bodenlosen Dunkel, dem ich gerade, nur ansatzweise, begegnet bin.

Weinend komme ich schließlich zu Hause an und lege mich auf mein Bett. Da formt sich in mir ein Satz, der mir hilft. Ich frage nicht mehr: »Was tun sich diese Menschen in Afrika an?«, sondern ich frage, »Was tun WIR einander in Afrika an?« »WIR« ist für mich eines der heilendsten Worte der menschlichen Sprache. Nicht du, der Verbrecher dort, und ich, die Brave und Gute hier. Das entspricht nicht der Wahrheit. WIR ALLE haben Teil an dem uns gemeinsamen Licht und an der uns gemeinsamen Finsternis. In mir wird etwas leichter, der Schmerz in mir wird weicher. Ja, wir alle sind an diesen Geschehnissen in diesen Regionen Afrikas beteiligt. Etwas ganz tief in uns weiß darum. Ganz vordergründig – es ist erschreckend, wie die internationalen Staatengemeinschaften mit dem Wahnsinn in Afrika umgegangen sind und noch umgehen. Im Grunde nicht anders, als die Täter in Sierra Leone und Ruanda selbst. Ist die Schicht unserer Kultur so dünn, so kraftlos?

Auf einer tieferen Ebene geschieht alles, was in der Welt geschieht, in unserem gemeinsamen Bewusstseinsraum. Das kollektive Unbewusste, von C. G. Jung benannt, ist ein mächtiges Erfahrungsreservoir der gesamten Menschheit. Ich habe nicht geahnt, wie befreiend es sein kann, sich innerlich mitten in das Geschehen zu stellen und WIR zu sagen. Es ist, wie wenn ein sanfter heilender Wind über die gesamte Erdoberfläche streichen würde.

Tagelang laufen mir die Tränen immer wieder aufs Neue über

das Gesicht, immer dann, wenn ich innerlich zur Ruhe kommen will, keine äußere Ablenkung da ist.

Allmählich werde ich ungeduldig mit mir. Warum kann ich denn nicht endlich aufhören mit dem Geheule? Die Ungeduld ändert nichts, es geht weiter mit dem Geheule. Nicht mehr so oft, aber immer wieder. Unter der Dusche weint es sich besonders leicht, da rinnt das Wasser sowieso.

Wessen Tränen weine ich? Schlagartig wird mir klar: Ich weine die Tränen der Täter. Irgendwann fließen die Tränen der Täter und der Opfer in ein gemeinsames Becken. Jetzt aber weine ich die Tränen der Täter. Ich lasse nach dieser Erkenntnis meinen Schmerz weiterhin zu und allmählich wird es ganz in der Ferne hell. Ich schaue in einen dunklen Tunnel, an dessen Ende es licht wird.

Kann das sein? Kann das wirklich sein? Beginnt der Schmerz die Finsternis wegzuwaschen und das Licht, das unaufhaltsame Licht bricht sich seine Bahn? Kann das wirklich so sein?

Das Licht am Ende des Tunnels bleibt und meine Tränen weichen einem tiefen Staunen. In diesem Licht wird eine Frauengestalt deutlich. Schemenhaft nur. Sie steht ganz still. Da fallen mir die Worte von Renate Winter ein. Die Frauen sind es, die den Kontinent Afrika zusammenhalten. Ihre Resilienz, ihr Mut, ihre Fürsorge. Anders als die Männer haben die Frauen offenbar einen leichteren Zugang zu der Liebe des Universums und sind von dieser Liebe getragen und gehalten. Nur so kann ich mir erklären, was diese Frauen leisten – seit vielen Generationen. Sehr verallgemeinernd scheinen die Frauen, in einigen afrikanischen Ländern zumindest, die Hüterinnen des Lichtes zu sein, die Männer die Gefangenen der Finsternis.

Wie immer steht mir meine wunderbare Experimentiergruppe zur Seite. Mit dieser Gruppe stelle ich Themen auf, die mich bewegen und erforsche Zusammenhänge und Hintergründe.

Ziemlich am Beginn meiner Auseinandersetzung mit dem Bösen stelle ich mit ihnen das, was ich das »autonome Böse« nenne, in den Raum. Es ist – zumindest in meiner Vorstellungswelt – ein negativ geladenes Bewusstseinsfeld, das sich völlig von der Liebe, aus der alles entstanden ist, abgesetzt hat. Ich gehe davon aus, dass es Menschen gibt, die aufgrund ihrer eigenen Geschichte einem Gefühl der Liebe nie auch nur im Entferntesten begegnet sind. Wenn sie im Leben eine Chance sehen, sich dafür an der Welt zu rächen, dann tun sie das. Andere, ähnlich gelagerte Menschen schließen sich an und es entsteht ein Resonanzfeld des Bösen, das von außen her nicht mehr zu steuern ist. Es bekommt den Charakter einer Naturkatastrophe und ist mit einer ungeheuren Zerstörungswucht bewaffnet. Erst wenn der entscheidende Augenblick da ist, bricht es von seiner eigenen Mitte her auseinander, eine Art Kernspaltung gewissermaßen. Der Holocaust war ein solches Bewusstseinsfeld und die giftigen Dämpfe seiner Kernspaltung sind noch längst nicht ganz abgezogen. Auch alle Genozide gehören in dieselbe Kategorie.

In der Aufstellung haben wir erfahren, dass das »autonome Böse« aus einem übermächtigen, nicht beschreibbaren Schmerz besteht. Das war für uns eine unerwartete, fast schockartige Überraschung und gleichzeitig eine große Erleichterung. Seit damals sehe ich das Böse mit anderen Augen. Diese Erfahrung war auch einer der Auslöser für dieses Buch.

In Anklängen bin ich demselben Schmerz nach dem Interview mit Renate Winter wieder begegnet. Ich weinte die Tränen des Bösen, die Tränen der Mörder und Folterer. Diesmal aber hat der Schmerz mich nicht überfallen und gedroht, mich zu zerreißen, so wie das in der Aufstellung der Fall war, sondern er ist eingesickert. Ich habe ihn sickern lassen, habe mich ihm zur Verfügung gestellt. Ich konnte gar nicht anders und ja, ich wurde von ihm geführt, von meinen Tränen geführt, die den Schmerz weicher und mild werden ließen, die wieder den Anschluss an das Leben möglich gemacht haben. Dieser Prozess, den ich offenbar stellvertretend für die Täter in Afrika erlebt habe, hat mir das Herz immer weiter geöffnet und schließlich bin ich dem Licht begegnet. Dem Licht, das in allem anwesend ist. Man kann es abspalten, man kann es vergessen. Aber da dieses Licht die Liebe ist, aus der wir alle entstanden sind, lässt es sich nicht auf die Dauer abweisen. Es ist unsere tiefste und einzige Wirklichkeit.

Diese tiefste Wirklichkeit erlaubt es nicht, dass wir im Bösen verharren. Am Boden unseres Bewusstseins wissen wir, dass unsere Taten gegen diese Wirklichkeit verstoßen. So wird der Schmerz über diesen Verstoß zum Bodensatz des Bösen. Wahrscheinlich müssen wir immer grausamer werden, um diesem Schmerz zu entkommen. Das ist aber die falsche Richtung. Erst wenn sich der Schmerz den Weg an die Oberfläche unseres Bewusstseins bahnt, wenn wir ihm nicht mehr entkommen, kann er sich in Tränen entladen. Diese Tränen aber nehmen uns an der Hand und führen uns unserer ursprünglichen Heimat entgegen, dem Licht und der Liebe, aus der wir entstanden sind. Das scheint der Weg in Richtung Heilung zu sein. Offen bleibt, inwieweit jeder von uns bereit ist, sich diesem Weg anzuvertrauen.

Meine anfängliche Rat- und Hilflosigkeit der Welt des Bösen gegenüber ist einem Vertrauen in die tragenden Gesetze des menschlichen Daseins gewichen.

Ich maße mir nicht an, mit meinen Tränen irgendjemanden befreit zu haben, aber in meinen kühnsten Träumen wage ich zu hoffen, dass das, was ich erlebt und möglicherweise begriffen habe, irgendwann in irgendeiner Weise hilfreich werden könnte – in der Begegnung der Täter mit sich selbst.

5

EIN LICHTSTRAHL FÄLLT IN DIE FINSTERNIS: »SONS OF CONGO«

Zwei runde Gesichter strahlen mich an. Dunkelgolden ist ihr Lächeln. Zwei paar Arme greifen nach mir und hüllen mich in die weichen Daunen ihrer Körper. Camille und Esther Ntoto aus dem Ostkongo umarmen mich zur Begrüßung. Auch meine Arme haben sich ausgebreitet – wir sinken einander in die Arme –, endlich treffen wir uns wieder.

Nein, das ist nicht wahr, wir sind uns neu, ganz neu und gleichzeitig zutiefst vertraut. Wir sind in Los Angeles. Meine Tochter hat die beiden zum Essen eingeladen. Sie hatte Camille bei einer Tagung eine Rede halten gehört und war sehr berührt von ihm. Er ist evangelischer Pastor und Esther ist seine Frau. Die beiden sind kongolesischer Abstammung, aber in Belgien geboren und haben in Amerika studiert. Sie kommen aus unterschiedlichen kongolesischen Stämmen und haben durch ihre Heirat alte Stammesgesetze gebrochen. Es darf nur innerhalb desselben Stammes geheiratet werden. Inzwischen sind beide Familien befreundet und glücklich über diese Verbindung. Eine zukunftsweisende, gelungene Lösung.

Eines Tages haben sie den Ruf Gottes in sich vernommen, so drücken sie es aus. Gott hat sie gebeten, in den Kongo zu gehen und dort mit den Menschen zu arbeiten. Die beiden sind spontan dem Ruf gefolgt. So einfach kann es gehen. Jetzt leben und arbeiten sie in Goma, im östlichen Kongo. Es ist das Weltzentrum sexueller Gewalt. Sie sind gerade nur ein paar Tage in Los Angeles, was für ein Glück für mich.

Wir setzen uns zu Tisch, genießen das herrliche Essen meiner Tochter und unterhalten uns. Ich stelle mich und mein Buchprojekt vor, ganz ungezwungen und einfach ist das. Ich spreche über meine Lebenssicht, über die Gewissheit, dass wir alle aus der Liebe der Schöpfung entstanden sind und in dieser Liebe geborgen bleiben, gleichgültig, wie wir leben. Ob wir Erfolg haben oder scheitern, ob wir Mörder oder Heilige sind. Während ich rede, nicken und lachen die beiden die ganze Zeit. Als ich endlich fertig bin mit meiner Erzählung, sagen sie: »Wir denken genauso wie du.« Ich bin maßlos überrascht, das habe ich in der Form nicht erwartet. Da sagt Camille zu mir: »Ich verstehe nicht, dass du überrascht bist, du warst doch bei uns, wie wir da unten angefangen haben zu arbeiten.« Wunderbar, auch so kann man Seelenverwandtschaft ausdrücken.

Später, bei einer Tasse schwarzem Kaffee, beginnt Camille zu erzählen. Die Kriege haben im östlichen Kongo sechs Millionen Tote hinterlassen, sie starben in den Kämpfen durch Gewalt, Krankheit und schlechte Infrastruktur. Die Soldaten im Kongo sind eine Mischung aus Männern, die den Soldatenberuf gewählt haben, um Karriere zu machen, gemischt mit Rebellen von verschiedenen Seiten. Das war der Befehl der UNO. Die Gefängnisse sind voll, daher kommen die Rebellen in die Armee. Alle Kinder, die versagen, werden auch in die Armee gesteckt. Rebellen und Versager in der Armee. Die Soldaten begannen sich über einen zu geringen Sold zu beklagen. Die Antwort von Mobutu: »Ihr seid Soldaten und habt ein Gewehr … so be smart.« Daher zieht das Militär marodierend durch die Orte, raubend, vergewaltigend, mordend. Frauen und Kinder zahlten den Preis. Die Frauen wurden gefoltert und vergewaltigt, oft wurde ihnen der Unterleib mit Gewehrkolben zerfetzt. Es gab ein einziges Spital mit einem einzigen Chirurgen, der diese Frauen mit unzähligen Operationen versuchte, zu retten. Die Frauen bleiben lebenslänglich seelisch und körperlich invalide. Eines Tages flüchtete dieser Arzt, weil sich Morddrohungen häuften. Da schlossen sich die Frauen zusammen und schrieben ihm. Sie baten ihn, wiederzukommen, und er kam und operiert weiter.

Esther arbeitete zuerst mit den Frauen. Aber sie wurde von der ständig anwachsenden Menge von Vergewaltigungsopfern so überflutet, bis sie zusammenbrach. Da kam Camille auf die Idee, mit den Männern zu arbeiten. Aber was macht man mit solchen Männern? Man kann sie ja nicht alle umbringen. Esther findet, man könnte sie kastrieren, aber auch das ist keine Lösung. Schließlich kam der rettende Gedanke: »Wer waren diese Männer, bevor sie sich in das verwandelt haben, was sie jetzt sind? Man muss sie an ihren Anfang zurückbringen.«

Camille und Esther arbeiteten ein Curriculum aus, das sich über 16 Wochen hinzieht. Sie holten sich fachlichen Rat und Supervision, bis nach zwei Jahren das Curriculum endlich ihren Ansprüchen genügte.

Als Erstes lernen diese Männer, dass sie nach dem Ebenbild Gottes geschaffen und aus der Liebe geboren sind. Für sie ist Jesus der zweite Adam. Adam hat die Sünde in die Welt gebracht und Jesus hat die Welt wieder davon befreit, daher beziehen sie sich auf Jesus. Sie sind da, um zu lieben und nicht um zu hassen. (Ich frage mich im Stillen, wie Täter in unseren Breitengraden auf diese Botschaft reagieren würden!)

Camille nimmt die Männer mit auf eine innere Reise, mit

dem Ziel, ihr Herz zu erreichen, zu nähren und die Wunden ihres Herzens (die sie sich selbst geschlagen haben) zu heilen. Sie arbeiten in kleinen Gruppen, damit sie jederzeit unterbrechen, etwas fragen oder über sich selbst sagen können.

Als Erstes arbeiten sie daran, ihre eigene Identität zu spüren und sie zu entwickeln. Sie lernen und erfahren, dass sie keine Ausgestoßenen, keine Kriminellen und Banditen sind, sondern dazugehören und von Gott geliebt sind, wie alle anderen auch. Sie entdecken Begabungen an sich und lernen, dass diese Begabungen dazu da sind, um Gutes zu tun. Sie beginnen, sich gegenseitig auszutauschen und gemeinsam zu weinen. Sie erfahren, wie es ist, eigene Schwäche zuzulassen. Der nächste Schritt ist der Weg in die Eigenverantwortlichkeit auf vielen Ebenen. Der Schlüssel zu ihrem Schicksal liegt in ihren Händen. Sie lernen, was es bedeutet, verheiratet zu sein und wie Väter mit ihren Töchtern umgehen. Ganz zum Schluss lernen sie, dass sie ewige Wesen sind. Das ist für sie eine fundamentale Erkenntnis, denn das Leben gilt in dieser Region nichts. Weder das eigene noch das fremde.

Gleich in den ersten Stunden des Lehrganges werden die Männer mit einer Erkenntnis konfrontiert, die sie fassungslos macht. Sie lernen, dass auch die Frauen von Gott geschaffene Menschen und daher gleichberechtigt sind. Camille und Esther konnten es nicht glauben. Diese Männer gehen regelmäßig in die Kirche und hören dort, dass die Frauen auch von Gott kommen. Sie aber waren sich bisher sicher, dass Eva aus der Rippe von Adam entstanden und daher die Frau ein Gebrauchsgegenstand des Mannes ist, den man benützen und wegwerfen kann.

»Gilt das auch für Mütter, Schwestern und Töchter?«, frage ich. Die beiden werden nachdenklich. In den letzten zwanzig Jahren in den Zeiten des Genozid haben die Männer eine neue Realität kreiert. Die Frauen stehen zur Verfügung und das ist es.

Schulen und Universitäten sind demnach natürlich auch nur für Männer da.

Ich drücke meine Bewunderung aus, dass die Männer das, was sie lernen, und was so anders ist als ihr bisheriges Weltbild, bereit sind anzunehmen. Camille und Esther sind erstaunt. Darüber haben sie sich nie Gedanken gemacht, sie haben es einfach getan. Ja, wahrscheinlich muss man es so machen. Das überzeugt mich. Angekränkelt von des Gedankens Blässe, das ist ein mitteleuropäisches Leiden und führt oft in die Sackgasse.

Am Ende des Trainings werden die Männer gebeten, Berichte zu schreiben, wie es ihnen mit dem, was sie gelernt haben, ergangen ist. Ihre Berichte sind oft sehr kraftvolle Geschichten. Sehr berührend ist es, wenn sie davon erzählen, wie sie ihren Frauen jetzt begegnen. Am eindrucksvollsten aber sind die Anrufe der Frauen. »Pastor Camille, ich weiß nicht, was Sie mit unseren Männern machen, aber es hat sich so viel geändert.«

Manchmal aber reagieren die Frauen völlig verwirrt. Sie sind es überhaupt nicht gewöhnt, gesehen und geachtet zu werden. Sie wissen nicht, wie sie damit umgehen sollen. Die Männer beginnen, mit den Frauen etwas zu unternehmen, statt sie klein zu machen, sie kommen abends früh nach Hause – nüchtern –, sie bringen Geld nach Hause und beschäftigen sich mit den Kindern. Jetzt ist es an den Frauen, sich selbst zu achten und neu zu erleben. Es werden Lehrgänge für Frauen entworfen, in denen sie ihr Frausein in einer gesunden Form erlernen können.

Das Trainingsprogramm für die Männer heißt »Sons of Congo« – »Die Söhne des Kongo«. Die Männer treffen sich wöchentlich, 16 Wochen lang. Darüber hinaus gibt es ein Leadership-Training, eine Woche lang, drei Stunden pro Tag. Es werden die Dorfältesten angesprochen und für dieses Trainingsprogramm gewonnen. Wenn die »Leaders« das allgemeine

Curriculum und das Leadership-Programm bestanden haben, dann arbeiten sie zuerst mit Familie und Freunden und dann erst dürfen sie mit fremden Männern arbeiten und den allgemeinen Lehrgang anbieten. Esther und Camille haben inzwischen viele Mitarbeiter. Die Männer, die bereits eigene Lehrgänge anbieten, werden von Mitarbeitern supervidiert und auch bei der Auswahl der möglichen »Leaders« in den Dörfern begleitet. Camille und Esther nehmen die Abschlussprüfungen der Lehrgänge ab.

Inzwischen gibt es 1400 Männer aus ganz unterschiedlichen Lebenssituationen, die durch die Lehrgänge gegangen sind und für das Netzwerk der »Sons of Congo« arbeiten. Sie gründen eigene Gruppen nach dem Prinzip des Schneeballsystems. Daneben gibt es natürlich auch »drop-outs«. Ihnen wird aber nicht nachgegangen.

Camille und Esther müssen sich jetzt überlegen, wie sie mit ihrer Organisation weiter umgehen. Es ist viel im Umbruch. Sie haben in vielen Dörfern und Städten Niederlassungen, die besser vernetzt werden müssen.

Sie wollen weiterhin nur mit kleinen Gruppen und Vier-Augen-Sitzungen arbeiten, das hat sich bewährt. Aber sie überlegen, größere Events zu veranstalten, um mehr Leute in einer angenehmen Weise zusammenzubringen. Sie haben unter den Männern eine Umfrage gemacht, wen sie gerne sehen und hören wollen. Eindeutig fiel die Wahl auf Jack, einen berühmten Martial-arts-Kämpfer. An dieser Wahl haben Camille und Esther erkannt, dass die Männer noch weit von der Sanftheit ihres Herzens entfernt sind, wie sie lachend erzählen, und haben den Gedanken an Events vorerst wieder fallengelassen.

Das nächste Ziel ist, die Männer zu erreichen, noch bevor sie in den Gewaltstrom kommen, das wäre dann auch ein Programm, um die »drop-outs« neu einzubinden. Ein Curriculum für Frauen ist in Planung. Sie werden lernen, dass das »Abnormale«, nämlich als Frau in Würde zu leben, normal wird. Und das ist, wie schon gesagt, gar nicht so leicht für die Frauen. Vermutlich trauen sie dem Frieden nur sehr zögernd. Wie gut man sie verstehen kann!

Camille erzählt: »Die afrikanische Gesellschaft bestand aus Stammesgemeinschaften, die die Kinder gemeinsam erzogen und alles geteilt haben. Durch den Krieg ist diese Struktur ganz verloren gegangen. Jetzt schaut jeder, wie er bekommt, was er braucht, gleichgültig, wie es den anderen geht. Wir haben daher für Kinder ab fünf Jahren ein Programm entwickelt und eine Schule gegründet. Dort lernen die Kinder wieder das Gemeinschaftsdenken.«

Was Camille und Esther aber sehr schmerzhaft bewusst wird, ist, dass die Kinder Dinge erlebt haben, die kein Mensch erleben sollte. Sie haben das zwar überlebt, aber ihre Realität hat sich total verändert. Gewalt und Mord ist normal geworden. Wenn die Buben Fußball spielen wollen, müssen sie zuerst Leichen vom Fußballfeld wegschleppen. Das erzählen sie ganz ohne Emotionen, es ist ihre Normalität. Menschliches Leben ist nichts wert. Diese Kinder sind total furchtlos. Nur ein kleines Beispiel: Sie gehen, ohne zu schauen, über die Straßen, werden sie niedergefahren, ist es auch recht.

Babys werden vergewaltigt, niemand kümmert sich darum, all das ist normal. Niemand kümmert sich um den anderen, niemand übernimmt Verantwortung.

Camille und Esther haben eine wunderbare Haltung, die sie in ihren Lehrgängen weitergeben: »Wir sind nicht alle schuldig, aber wir sind alle verantwortlich.«

Camille erzählt: »In der ursprünglichen afrikanischen Gesellschaft sind keine Kranken und keine Waisen auf der Straße gelandet. Alle waren im Stamm integriert. Bei uns gibt es keine Worte für Waisen, für Cousins und Cousinen. Alle waren Schwestern und Brüder. Aber es gibt kein Zurück in die alten Strukturen. Die neue Gesellschaft muss anders ausschauen. Die inzwischen gemachten Erfahrungen müssen integriert werden. Es darf keine Vergewaltigungen und Gewalttaten mehr geben, denn wir übernehmen Verantwortung für unser Tun.

In den Schulen müssen wir von Anfang an eigenes, kritisches Denken unterrichten. Kein Frontalunterricht mehr, die Schüler und Lehrer arbeiten zusammen. Afrikaner kennen nur die ewige Wiederholung dessen, was sie gelernt haben: kritiklos sprechen sie alles nach, was sie einmal gehört haben. Das ist der Grund, warum Afrika so viele Machthaber hat, denen nachgesprochen wird, und warum es sich nicht weiterentwickelt. Das muss sich ändern. Die Struktur der Stämme muss aufgelöst werden, damit die Stammeskämpfe aufhören.«

Die Lehrgänge für Männer sind für Frauen nicht zugänglich, damit die Männer sich zeigen können, so wie sie gerade sind. Daher ist Esther nicht mit dabei. Nur bei der Begrüßung am Anfang und bei der Abschlussprüfung zum Schluss, wo die Männer ihre Geschichten über ihren Werdegang abgeben. Sie erzählt eine sehr berührende Geschichte:

»Wir hatten ein Filmteam aus Hollywood da, das über die Abschlussfeier eines Lehrganges einen Bericht machen wollte. Sie hatten ihre Kameras aufgestellt und waren sehr diskret im Raum verteilt. Ich bedankte mich bei den Männern für ihre Berichte und sagte: ›Jetzt wisst ihr, wer ihr seid und habt eine Zukunftsperspektive. Aber niemand von euch hat geschrieben, dass er vergewaltigt hat. Wir haben 85 Männer im Raum. Nach der Statistik müssen ungefähr 10 Täter unter euch sein, die vergewaltigt haben. Bitte steht auf, denn wenn ihr jetzt hinausgeht und weitergebt, was ihr hier gelernt habt, dann müsst ihr zu dem stehen, was ihr getan habt.‹

Stille, keiner rührte sich. Plötzlich fiel mir ein, dass im Raum die Kameraleute mit ihrer ganzen Ausrüstung anwesend waren und dass mitgefilmt wurde. Und ich sagte: ›Okay, ich verstehe, ihr glaubt, diese Frau ist verrückt. Glaubt sie wirklich, dass wir aufstehen, während uns diese weißen Männer filmen? Und so ist es, ich bin verrückt genug, um das von euch zu verlangen!‹

Da stand der erste auf und erzählt seine Geschichte. Ich habe mich so zusammengenommen, aber ich habe zu weinen begonnen«, sagt sie. »Einer nach dem anderen stand auf. Der fünfte war ein Junge aus unserer Kindergruppe (5 bis 24). Der Junge ist 23 Jahre alt. Er sagt, er habe nicht vergewaltigt, aber er ist das Produkt einer Vergewaltigung. Er erzählte seine Geschichte. Er war bei seiner Großmutter aufgewachsen, seine Mutter hatte ihn nie angerührt. Er hatte keinen Kontakt zu ihr. Er nennt sich ›black man‹, der Schwarze. Er ist seit fünf Jahren im Programm. Er ist ein wilder, begabter Rapper. Mit 13 hat er seine Großmutter nach seinem Vater gefragt. Seine Mutter ist verheiratet und ihr Mann mag ihn nicht. Das weiß er. Aber wer ist sein Vater? Die Großmutter hat geantwortet: ›Frag mich das nie wieder. Dein Vater hat deine Mutter vergewaltigt und ihr Leben zerstört. Wir wissen nicht, wer er ist.‹ Da hat der Bub verstanden, warum seine Mutter ihn nicht will. ›Das ist der Grund, warum ich mir den Namen »black man« gegeben habe. Auch wenn ich auf diese Weise geboren bin, ich habe einen Auftrag. Ich bin hier, um Männer zu verändern. Ich habe hier in diesem Programm gelernt, dass ich etwas wert bin und dass es einen Sinn macht, dass ich da bin. Ich habe gelernt, dass mein Vater sein eigenes Wesen nicht erkannt hat. Aber ich will leben in Respekt vor mir selbst, vor der Gesellschaft und vor Frauen.‹«

Ich werfe ein: »Ihr, Esther und Camille, ihr seid die Eltern für ›black man‹.«

Da erzählt Camille, dass er einmal in einer Predigt gesagt hat, dass er leider nicht das Glück hat, eigene Kinder zu haben. Nachher sind alle zu ihm gekommen und haben gefragt: »Und wer sind wir, wenn nicht deine Kinder?«

Inzwischen hat der Junge seine Mutter kontaktiert und die hat akzeptiert, dass er seinen Vater suchen geht. Der Junge ist inzwischen sehr bekannt geworden mit seiner Rap-Musik. Es wird auch ein Film über ihn gedreht und seine Mutter hat zugestimmt, in dem Film vorzukommen.

Esther und Camille sind wieder in ihrer Heimat und haben ihr dunkelbraunes Leuchten mitgenommen. Aber jetzt sitzen sie neben mir, während ich von ihnen erzähle. Sie nicken und lächeln. Mit vollen Händen greifen sie tief in die afrikanische Seele, lösen schmerzhafte Verkrustungen und machen es möglich, dass aus Monstern Menschen geboren werden.

Durch die Verwandlung der Männer werden die Frauen gerettet und finden zu ihrer Würde. Die Kinder, diese furchtlosen Kinder, wären die Mörder von morgen – empfindungslos und gleichgültig. So sind sie aufgewachsen. Sie kennen nichts anderes. Camille und Esther retten diese Kinder vor sich selbst und die Gesellschaft vor der Gewalt der Zukunft. Ich sehe einen Vulkan vor mir. Schwarze Verkrustungen brechen auf und ein Feuerregen an Leben sprudelt heraus. Das Feuer kommt ganz aus der Tiefe, von dorther, wo es keine Ahnung von Dunkelheit gibt. Und auch die Liebe kommt aus der Tiefe, von dorther, wo es keine Dunkelheit gibt. Und sie heilt, diese Liebe. Was Esther und Camille bei den Menschen erreichen, mit denen sie arbeiten, zeigt, dass es keine Dunkelheit gibt, die auf die Dauer der Liebe und dem Licht widerstehen kann.

Gibt das nicht Hoffnung, nicht nur für Afrika?

6

DAS LICHT NIMMT SICH SEINEN RAUM: PATER UBALD IN RUANDA

Langsam spricht es sich herum, dass ich mich mit dem »Bösen« beschäftige und ich bekomme freundlicherweise von allen Seiten Anregungen zu diesem Thema.

Eines Tages höre ich von Pater Ubald, einem ruandischen katholischen Priester. Er ist ein Tutsi und in den Monaten des Genozids nur mit knapper Not dem Tod entgangen. Aber seine ganze Familie wurde ausgerottet. Ich erfuhr, dass er selbst durch einen intensiven eigenen Verzeihungsprozess gegangen ist und jetzt in Ruanda Friedens- und Versöhnungsarbeit leistet. Und was mich besonders erschüttert, er zahlt den Kindern seines Muttermörders die Ausbildung, damit sie einen Weg in eine andere geistige Haltung finden.

Wie kann ich diesen Mann kennenlernen, wird er mit mir sprechen wollen, welche Sprache spricht er? All diese Gedanken wirbeln durch mein Hirn. Dann erfahre ich, dass er ein paar Tage in Österreich sein wird … und schließlich geschieht ein Wunder. In der Pause eines Konzerts treffe ich eine Dame, die Pater Ubald gut kennt, für ihn übersetzt und bei der er wohnen wird, wenn er sich in Österreich aufhält. Heidi Wölfl ist eine strahlende, liebenswürdige Frau. Sie bietet mir nicht nur an, ein Treffen mit

Pater Ubald in Graz zu arrangieren, sondern auch, dass ich Gast in ihrem Haus sein kann.

Bevor ich Pater Ubald treffe, habe ich ein langes Gespräch mit Heidi. Wir sind uns schnell nahe gekommen. Sie ist auf eine mir neue und wundersame Weise im katholischen Glauben eingebettet. Die Begrenzungen und Einengungen dieser Glaubensrichtung, so wie sie heute leider oft gelebt werden, nimmt sie nicht wahr. Das beeindruckt mich sehr. Sie ist eine erfrischend normale, freie und die Welt liebende Frau. Wahrscheinlich ist sie ein rarer Fall, eine kostbare Ausnahme. Ich bin in der Liebe, die aus dem Nichts kommt, eingebettet und bei einem Gott, der nicht zu benennen ist, geborgen. Auch ich liebe die Welt, also verstehen wir uns großartig und können die Unterschiedlichkeit unserer Weltbilder leicht respektieren.

Heidi ist ein sehr aktives Mitglied einer Grazer Pfarrei und erzählt, dass es in Graz die Pfarrei Karlau gibt, die einen Arbeitskreis »Weltkirche« gegründet hat. Dieser Arbeitskreis hat sich entschlossen, in Afrika Priesterausbildungen für die Menschen zu bezahlen, die sich kein Studium leisten können. Und da war Pater Ubald dabei. Das war lange vor dem Genozid. Der Genozid war 1994, es muss um 1980 herum gewesen sein. Als Pater Ubald zum Priester geweiht wurde, ist eine kleine Abteilung von uns nach Ruanda geflogen, um an dieser Feier teilzunehmen.

Ubald ist Priester und Ordensgründer. Das Ziel seines Ordens APAX ist Friedens- und Versöhnungsarbeit. Dieser Orden ist nur für Männer, aber es gibt auch eine eigene Frauengruppe, die von Schwester Donata gegründet und begleitet wurde. Sie ist eine ehemalige Schuldirektorin aus Ruanda.

Pater Ubald hat als Tutsi eine Pfarrei übernommen, die bis

heute eine Partnerpfarrei des Arbeitskreises Weltkirche ist. Die Pfarrei liegt in der Nähe des Kiwusees, also angrenzend an den Kongo. Pater Ubald hat diese Pfarrei zehn Jahre geführt, bis dann der Genozid ausbrach. Die eigenen Pfarrkinder sind aufeinander losgegangen und allein in seiner Pfarrei wurden 6000 Tutsis von den Hutus ermordet. Im ganzen Land wurden innerhalb eines Monats über eine Million Tutsis ermordet, das war für ihn unfassbar. Zehn Jahre hatte er die Nächstenliebe gepredigt und jetzt das … Er, als Tutsi, war auch auf der Todesliste. Er wollte auf keinen Fall seine Pfarrei verlassen. Aber der Bischof, der ein Hutu war, wusste, dass Ubald unter allen Umständen die Pfarrei verlassen musste, sonst wären auch seine Tage gezählt.

Pater Ubald ist dann doch geflüchtet, über den Kongo nach Europa und wurde von der Pfarrei Karlau aufgenommen. Er war ein Häuflein Elend. Er hat gesagt: »Ich kann nicht mehr Priester sein, ich kann das Vaterunser nicht mehr beten … wie auch wir vergeben unseren Schuldigern.« Er war völlig zerstört, man hat seine ganze Familie, 84 Menschen, umgebracht.

Er spricht französisch und hatte in der Grazer Pfarrei daher wenig Kontakte. So kam man auf die Idee, ihm eine Reise nach Lourdes zu finanzieren. Dort wird französisch gesprochen und Lourdes ist ein heilender Ort. In Lourdes machte er – man kann es wirklich nur so sagen – eine gnadenhafte Erfahrung. Er hörte plötzlich in sich: »Ubald, nimm dein Kreuz an, nimm dieses schwere Leid an, akzeptiere, dass dir das widerfahren ist. Es lässt sich nur über die Versöhnung auflösen.«

Es war ihm, als würde ein Panzer, der ihn eingeschnürt hatte, bersten und abfallen. Er hat einen tiefen Frieden in sich gespürt und gewusst, dass er zurück nach Ruanda zu seinen Pfarrkindern gehen wird. Er hat gewusst, dass seine Wunden nur durch die Versöhnung heilen können.

Paul Kagame, dem derzeitigen Präsidenten von Ruanda – er ist ein Tutsi, der geflüchtet war –, ist es gelungen, die Befriedung des Mordens zu erreichen. Es war beeindruckend, wie ihm das geglückt ist. Die ganze Welt hat paralysiert zugeschaut, wie das Schlachten vor sich ging, war gelähmt und tatenlos. Dem Präsidenten ist es erstaunlich rasch gelungen, wieder Frieden herzustellen. Er hat angeordnet, sich nicht mehr als Tutsi oder Hutu zu bezeichnen, sondern sich als Ruandeser oder Ruandeserin zu fühlen.

Pater Ubald ist sofort zurückgefahren, mit dem starken Auftrag im Herzen, den Menschen Frieden durch Versöhnung zu bringen.

Einige Zeit nach diesem Gespräch begegne ich diesem außerordentlichen Mann: Wieder leuchtet mir das tiefschwarze Gold von Afrika entgegen. Pater Ubald kommt auf mich zu, umarmt und küsst mich wie eine längst vertraute Freundin. »Ich bin Ubald«, sagt er und lacht mich an.

Wir setzen uns an den Tisch des gastfreundlichen Ehepaares Wölfl. Es wird während des Essens viel über Ruanda gesprochen und ich erfahre, dass durch intensives Beten immer wieder größere und große Summen für die Projekte von Pater Ubald nach Ruanda fließen für Kirchenbauten, Witwenhäuser, Heime für Behinderte, Schulen. Ruanda muss eine besondere Stellung im Himmel haben. Scheinbar mühelos erbeten und erbitten österreichische Frauen die Gelder, die in diesem Land dringend notwendig sind.

Nach einer Geburtstagstorte für Pater Ubald, der gerade 60 geworden ist, löst sich die Runde auf und Pater Ubald und ich sitzen uns allein gegenüber. Wir sprechen Englisch miteinander.

Von Heidi habe ich bereits viel über ihn und sein Leben erfahren, das weiß er nicht. Er wartet meine Fragen nicht ab, sondern beginnt sofort mit der Erzählung seines Lebens. Meistens ist seine Stimme kräftig mit einem Hauch von Trauer, manchmal wird sie fast zu einem Flüstern und hie und da bebt sie leicht.

Ganz kurz erwähne ich die Grundidee meines Buches, dass wir alle aus der Liebe der Schöpfung entstanden sind und dass die Menschen, die Böses tun, vergessen haben, wie sehr sie geliebt sind.

PU: Ich sehe das auch so. Ich erzähle Ihnen zuerst über mich. Ich war sieben Jahre alt, als mein Vater, er war Lehrer, ermordet wurde. Er hat zu der falschen ethnischen Gruppe gehört. Das war 1963. Sie haben zwölf Männer in meinem Dorf getötet und viele Kinder. Meine Mutter hatte kein Geld mehr, weil ihr Mann tot war. Ich und mein Bruder wurden bald von Hutu-Studenten aus der Schule verjagt, weil wir Tutsi-Kinder waren. Wir flohen nach Burundi.

Ich blieb fünf Jahre in Burundi und machte meine Schulausbildung. Dann spürte ich in mir den Ruf, Priester zu werden. Ich wollte nicht in Burundi als Priester leben. Ich wollte zurück nach Ruanda, um dort die Liebe zu predigen. Also ging ich zurück nach Ruanda, das war 1978. Ich studierte Philosophie und Theologie und 1984 wurde ich Priester. 1994 begann der Genozid. Sie wollten auch mich töten. Zehn Jahre hatte ich ihnen die Liebe gepredigt und dann das. Ich war ihr Hirte, ich liebte sie. Meine Gemeindemitglieder haben viele tausend Menschen getötet. Ich hätte das nie von ihnen gedacht. Ich bin in das Haus des Bischofs geflohen. Er nahm mich auf, obwohl er ein Hutu ist. Meine Gemeindemitglieder konnten mir nicht mehr in die Augen schauen, nachdem sie getötet hatten. Sie wollten mich loswerden. Sie haben alle getötet, Männer, Frauen, Kinder. Ich weinte jede

Nacht. Ich konnte nicht schlafen. Ich wollte nicht fliehen. Ich war bereit zu sterben. Ich wollte die Toten nicht allein lassen, ich wollte mit ihnen gehen. Ich betete viel, und einmal, es war drei Uhr nachmittags, ich war gerade in der Kapelle, hörte ich in mir die Stimme Gottes: »Ubald, du bist verjagt, du musst woanders hingehen, weit weg.« Aber ich war bereit zu sterben. Ich wartete, dass sie mich aus dem Haus des Bischofs holen und töten, meine eigenen Pfarrkinder. Am zweiten Tag bin ich wieder um drei Uhr nachmittags in die Kapelle gegangen. Ich betete und wieder hörte ich eine Stimme in meinem Herzen: »Erinnere dich, in der Zeit der Christenverfolgung waren die Menschen über die ganze Welt verstreut.« Ich fühlte, dass Gott von mir will, dass ich fliehe, genauso wie die Christen damals. Ich begann nachzudenken. Es war sehr gefährlich zu fliehen, überall gab es Checkpoints. Ich traf eines Abends einen Mann, der mir anbot, mir bei der Flucht zu helfen, wenn ich ihm 50 Dollar zahle. Das war viel für Ruanda. Ich bezahlte auch für fünf andere Menschen. Der Mann hat uns geholfen und wir flohen in der Nacht durch den Busch. Es gibt einen Film über meine Flucht, der wird bald herauskommen. Er wird gerade geschnitten.

Wir hatten die ganze Nacht für unsere Flucht. Um vier Uhr früh waren wir an der Landesgrenze. Um fünf Uhr war ich im Kongo. Ich war gerettet. Ich war zwei Monate im Kongo, dann flog ich nach Paris. Dort gab es ein großes internationales Treffen mit dem Thema »Jesus lebt«. Ich sprach gleich als Erster vom Genozid in Ruanda. Ich war unendlich müde und wollte nicht in mein Land zurück. Jemand sagte mir, geh nicht zurück, geh nach Lourdes. Du wirst dorthin mitgenommen. Meine Freunde in Graz sagten, komm her und ruhe dich aus. In Lourdes ging ich den Kreuzweg. Ein Priester, der uns half, sagte zu mir: »Sogar Jesus nahm sein Kreuz an, obwohl er unschuldig war. »Ich betete sehr viel und hörte eine Stimme in mir: »Ubald, nimm dein Kreuz an. Der Genozid ist ein Kreuz für Ruanda – ein Kreuz.«

(Mit einem tiefen Seufzer erzählt Pater Ubald weiter:) Also nahm ich mein Kreuz an. Sehr bald wusste ich, dass ich viel beten muss, um vergeben zu können. Meine ganze Familie wurde umgebracht.

Nach sechs Monaten in Europa fühlte ich, dass ich in mein Land zurück muss, um den Menschen zu helfen, von ihren Wunden zu heilen.

Zuerst wollte ich keine Pfarrei übernehmen. Ich hatte genug davon. 1997 sagte der Bischof zu mir: »Ubald, ich will, dass du eine Pfarrei übernimmst, du musst mir helfen.«

Ich sagte: »Nein, ich will nicht, ich mache es höchstens drei Jahre lang. Dann wurden es elf Jahre. Ich bin ein Hirte, also ist es meine Aufgabe, den Menschen zu helfen. Ich half ihnen zu vergeben. Das war nicht leicht. Eines Tages, ich arbeitete im Gefängnis mit den Mördern, sagte ein Mann zu mir: »Ich habe dich oft bei uns im Gefängnis predigen gehört über Liebe und Vergebung. Hier bin ich – ich habe deine Mutter umgebracht, bitte verzeih mir.« Ich weinte und zitterte am ganzen Körper. Ich ging zu ihm, umarmte ihn und sagte: »Im Namen von Jesus, ich vergebe dir.« Viele Leute im Gefängnis weinten mit uns.

Ich ging nach Hause und dachte, der Mann hat gespürt, dass ich vergeben habe. Wenn man vergibt, muss man dankbar dafür sein. Ich habe gehört, dass sein Sohn aus der Schule geworfen worden war, weil er das Schulgeld nicht zahlen konnte. Ich wollte dem Mann zeigen, dass ich ihm verziehen habe. Ich bat seinen Sohn, zu mir zu kommen und sagte ihm: »Von jetzt an bist du mein Sohn. Wenn du Geld für die Schule brauchst, komm zu mir.« Ich habe seine Ausbildung bezahlt. Nach zwei Jahren hat seine Schwester Geld für die Schule gebraucht. Es gab keine Mutter mehr. Sie starb, während ihr Mann im Gefängnis war. Die Kinder waren ohne jede Hilfe. Ich habe dem Jungen geholfen, jetzt brauchte auch seine Schwester Hilfe. Was ist da zu tun? Also zahlte ich auch der Schwester die Schule.

Ich war so glücklich, die Kinder erinnern sich nicht, dass ihr Vater meine Mutter umgebracht hat. So habe ich jetzt zwei Kinder. Der Sohn schloss seine Ausbildung ab und wurde Baumeister. Die Schwester wollte Ärztin werden, nachdem sie ihre Schule beendet hatte. Aber das Medizinstudium ist so teuer. Ich selbst wollte einmal Arzt werden. Also zahlte ich ihr die Ausbildung, jedes Jahr 4000 Dollar.

CL: Haben Sie denn niemand anderen gebeten, auch etwas beizusteuern?

PU: Ja, eine amerikanische Dame hat diese Geschichte gehört und jetzt zahlt sie auch.

Ich bin glücklich, wenn ich die Schwester sehe, wenn sie lachend zu mir kommt. Sie ist nicht zum Opfer geworden, weil ihr Vater ein Mörder ist. Wenn man vergibt, muss man dankbar sein. Wenn man das nicht ist, nützt die Vergebung nichts.

Was ich getan habe, hilft auch mir. Ich sagte mir, Jesus ist ein heiliger Mann, wir müssen es genauso machen wie er.

Ich habe ein gutes Beispiel, wie das Gute über das Böse siegt: Ein Mann hat einen Familienvater umgebracht. Seine Tochter erlebte, wie die Witwe des Ermordeten hilflos und arm war, weil ihr Vater den Mann dieser Frau umgebracht hat. Sie ging und lebte bei der Witwe, um ihr zu helfen. Die Witwe konnte sie nicht zurückweisen, sie war völlig allein. Sie sagte, dein Vater hat meinen Mann umgebracht, aber ich nehme deine Hilfe an. Und sie weinten beide. Hier siegte das Gute über das Böse und so muss es sein.

Die Witwe hatte einen Sohn. Der flüchtete vor dem Genozid

und wurde Soldat in einem anderen Land. Er war das einzige ihrer Kinder, das überlebte. Wie er nach Hause kam, sah er, dass die Tochter des Mannes, der seinen Vater umgebracht hat, an der Seite seiner Mutter war. Das wollte er nicht. Aber die Mutter sagte: »Wir müssen dankbar sein. Ihr Vater hat deinen Vater umgebracht, nicht sie. Wenn sie mir nicht geholfen hätte, wäre ich schon tot. Sei realistisch. Du kämpfst als Soldat weit weg. Wenn sie nicht hier sein soll, dann komm du zurück.« Da verstand der Sohn. Die Tochter brachte Essen und sie gab auch dem Sohn davon. Sie war voller Scham, denn sie wusste ja, dass ihr Vater den Vater des Sohnes umgebracht hatte. Aber das Gute muss über das Böse siegen. Sie musste dankbar sein, das habe ich gepredigt. Opfer und Täter müssen dankbar sein für die neuen Möglichkeiten der Versöhnung. Die Tochter kümmerte sich jetzt auch um den Sohn, sie putzte seine Schuhe und Kleider. Als der Sohn wieder abreiste, zurück in sein Soldatencamp, packte sie seinen Koffer und begleitete ihn zum Taxi.

Jedes Mal, wenn der Sohn seine Mutter anrief, sagte die Mutter: »Mach dir keine Sorgen, mir geht es gut.« Der Sohn kam immer wieder auf Urlaub und schließlich verliebten sich die beiden ineinander. Er sagte sich, niemand kann so gut zu meiner Mutter sein wie dieses Mädchen. Ich heirate sie, sie liebt mich und meine Mutter. Alle seine Freunde schrien, das ist doch unmöglich, ihr Vater hat deinen Vater umgebracht. Aber die beiden heirateten und jetzt haben sie drei Kinder. Vom ersten Kind bin ich Taufpate.

CL: Das ist wunderbar. Aber was ist mit dem Vater der Tochter, mit dem Mörder. Seine Tochter dient für ihn – versteht er, was da geschehen ist?

PU: Als der Vater aus dem Gefängnis kam, hatte die Tochter bereits die Versöhnung vorbereitet. Sie besuchte ihren Vater regelmäßig im Gefängnis. Manchmal nahm sie ihre Schwiegermutter mit bei diesen Besuchen.

CL: Diese Tochter ist ja wirklich ein Engel.

PU: Ja, das ist sie. Die Witwe konnte dem Mörder vergeben, weil seine Tochter so gut zu ihr war. Auch der Sohn konnte vergeben, weil die Liebe zwischen ihm und der Tochter so groß war. Jetzt gehen der Vater der Tochter und die Witwe gemeinsam unter die Leute und erzählen ihnen von der Kraft der Versöhnung. Die beiden predigen jetzt wie Priester. Ich muss das nicht mehr alleine tun. Es gab ein Treffen von Priestern und die beiden kamen und predigten Versöhnung.

Erstmals lacht Pater Ubald. Seine Stimme, die gerade noch voll Trauer und Berührtheit war, ist jetzt stark und lebendig.

PU: Inzwischen predigen viele aus meiner Pfarrei die Versöhnung. Das Geheimnis ist die Öffnung der Herzen. Auf beiden Seiten müssen sich die Herzen öffnen. Es sind viele Heilungen geschehen.

Ich habe den Leuten gesagt, der Genozid ist vorbei, jetzt müsst ihr anders miteinander kommunizieren. Ich habe jeden Samstag mit ihnen gearbeitet. Ein halbes Jahr lang. Ein neues Denken, eine neue Art zu leben. Sie mussten lernen, wieder mit dem Heiligen Geist zu leben. Das haben sie während des Genozids vergessen.

CL: Haben die Menschen das annehmen können, was du ihnen gesagt hast?

PU: Ja, sehr gut. Ich habe ihnen gesagt, wenn sie nicht lernen wollen, dann gibt es keine Gemeinschaft, wenn sie nicht lernen zu verzeihen und sich zu versöhnen, dann werden sie nie aus dem Horror des Genozids herauskommen. Sie lernten einander die Wahrheit zu sagen: »Ich habe deinen Freund umgebracht.«

Sie mussten alles sagen, was sie einander angetan haben, und um Verzeihung bitten. Viele hatten Angst vor dieser Ehrlichkeit, aber ich sagte, wenn ihr Angst habt oder euch schämt, kommt zu mir, ich werde euch helfen. Das war für alle eine gute Übung. Oft wurden sie gefragt: »Warum hast du das getan« oder »Ich möchte wissen, wie du meinen Mann umgebracht hast. Was waren seine letzten Worte?« Und dann weinten sie miteinander und die Versöhnung wurde möglich. Dafür sollten beide Parteien dankbar sein. Oft helfen die Täter den Opfern – sie helfen, wo sie gebraucht werden. Sie haben keine Angst mehr voreinander, sie öffnen sich füreinander. Die Begegnungen werden normal, sie helfen sich gegenseitig, sich zu öffnen, dann löst sich die Angst. Die Mörder werden Freunde der Opferfamilien, sie werden gute Menschen. Gemeinsam gehen sie zum Priester und erzählen, dass sie keine Angst mehr haben, dass sie Freunde geworden sind.

Nach sechs Monaten haben sich die Opferfamilien und die Mörder vorbereitet auf das große Ereignis der Versöhnung. Die Menschen sind in Gruppen eingeteilt, die nicht zu groß sind. Ich habe eine Messe gelesen. Die Mörder sind in einer langen Reihe auf Sesseln gesessen, gleich vor dem Altar. Hinter jedem Mörder stand ein Mitglied der Opferfamilie, in der der Mörder jemanden umgebracht hat. Nach der Kommunion sind die Täter aufgestanden und haben sich umgedreht. Die Mitglieder der Opferfamilien und die Täter haben sich versöhnend die Hände gereicht. Oft haben sie sich auch umarmt. In Wirklichkeit sind beide Opfer.

CL: Das ist ja unglaublich … und trotzdem habe ich eine Frage: Im Augenblick der starken Gefühle in einer solchen Situation, da kann ich mir vorstellen, dass sie es wirklich meinen. Aber dauert dieses Vergeben an?

PU: Die Menschen haben in der Messe ein Versprechen abgegeben, dass sie für immer verzeihen werden. Sie versprechen auch, für immer dankbar zu sein. Jedes Mal, wenn sie sich treffen, erinnern sie sich an dieses Versprechen. Wenn sie in Not sind, dann wenden sie sich an diejenigen, denen sie verziehen haben oder die ihnen verziehen haben. So erinnern sie sich immer wieder an ihr Versprechen der Versöhnung. Sie haben dieses Versprechen vor Gott gegeben und es haben ja auch nur diejenigen gegeben, die bereit dazu waren.

CL: Gibt es eine Wiederholung dieser Rituale, eine immer wiederkehrende Erneuerung, damit nichts in Vergessenheit gerät?

PU: Ja, wir machen diese Rituale immer wieder. Und jedes Jahr zu Neujahr gibt es ein großes Fest, das die Mörder veranstalten. Da wird eine Kuh geschlachtet und viel getrunken. Sie feiern alle miteinander ihre Befreiung von dem, was war. Wenn in einer Opferfamilie Hochzeit gefeiert wird, dann kommen alle Mörder und helfen und feiern mit. Und wenn in einer Mörderfamilie geheiratet wird, dann kommen alle Opfer und helfen und feiern mit.

CL: Was du erzählst, macht mir sehr viel Mut. Es beweist, dass in jedem Menschen die Kraft der Liebe wohnt und gelebt werden kann. Du hast eine Methode dafür gefunden. Du hast das alles selbst erlebt und das wissen die Leute. Sie wissen, dass du durch diesen Prozess gegangen bist.

PU: Ja, was ich predige, ist das praktische Leben, keine Theorie. Es gibt auch Menschen unter ihnen, die nicht um Verzeihung bitten wollen. Und es gibt Opfer, die nicht verzeihen wollen. Die bleiben abseits.

CL: Was geschieht mit ihnen?

PU: Sie treffen in ihren Gemeinschaften die Mörder und Opfer, die sich versöhnt haben. Die sprechen mit denen, die sich weigern, sie erzählen ihnen, wie frei sie geworden sind. Wie gut es ihnen geht. Die Mörder und Opfer, die sich nicht versöhnen, können nicht schlafen. Sie haben viele Krankheiten und gehen dauernd zum Arzt. Ich kann eine Geschichte dazu erzählen. Da war ein Mädchen, Antoinette. Es war während des Genozids. Ihre Mutter wurde umgebracht, sie wurde gefangen gehalten. Sie war immer durstig und die Mörder gaben ihr kein Wasser. Dann gelang ihr die Flucht mit ihrem zwei Wochen alten Baby und sie überlebte. Sie war sehr schwach. Sie hatte niemanden, dem sie dankbar sein konnte, dem sie verzeihen konnte. Nachdem sie überlebt hatte, konnte sie kein Wasser trinken. Wenn sie Wasser bekam, goss sie es in einen Korb. Dann kam irgendwann der Mörder ihrer Mutter und bat sie um Verzeihung. Ab diesem Moment begann sie wieder zu trinken und sie trank und trank. Solche Geschichten gibt es viele.

CL: Jetzt eine ganz andere Frage: Was ist deine Erfahrung – warum werden Menschen zu Mördern und andere zu Opfern?

PU: Jeder Mensch wird als guter Mensch geboren. Aber es hängt von den Familien, vom Umfeld, von der Erziehung ab, ob du gewalttätig und böse oder ein guter Mensch wirst. Aber das ist es, was wir predigen. Man kann sich ändern, man kann ein guter Mensch werden. Ich versuche, Menschen mit Jesus zu verbinden und ich kann sehen, wie sie sich ändern. Man darf sie nicht verurteilen und sagen »Du bist schlecht für immer«. Und die guten Menschen beten, dass Gott um sie ist. Dann bleiben sie gut. Wenn wir nicht beten und mit Jesus verbunden sind, dann kommen die bösen Geister und haben dich. Wir wählen sie nicht, sie wählen uns.

CL: Meine tiefste Überzeugung ist es, dass jeder Mensch, auch wenn er noch so sehr mit den bösen Geistern geht, von der Liebe getragen ist. Er ist nie verlassen.

PU: Natürlich. Jesus wartet auf ihn, auf uns.

In großer Berührtheit höre ich Pater Ubald zu und freue mich, obwohl ich es nicht anders erwartet habe – er und ich sind uns in vielem einig. Was uns unterscheidet, aber nicht trennt, ist unser Vokabular. Er erzählt, dass er als junger Mann mit Jesus nichts anfangen konnte. Dann konvertierte er zum Katholizismus und jetzt lebt er in Jesus. Dort fand er die Liebe und seinen Gott. Ich trat aus dem Katholizismus aus und fand die Liebe und meinen Gott … Ja, so ist es, viele Wege führen nach Rom.

Rom?

Wenn Papst Franziskus nicht wäre, dann wäre Rom nur noch eine Ansammlung von intriganten alten Kirchenmännern, die ausschließlich ihre eigenen Interessen und eine der reichsten und schönsten Kunstsammlungen der Welt verwalten.

Das Christentum ist eine Religion der Liebe, so sagt man und so war es auch gemeint. Die Liebe wurde in Rom missachtet und von Machtgier und Korruption vertrieben. Sie teilt das Schicksal von Pater Ubald. Die Liebe im Gewand des Christentums musste fliehen und ist in die Welt hinausgewandert. Sie hat sich eine neue Heimat gesucht. Afrika scheint einer der Kontinente zu sein, in dem sich diese Liebe offensichtlich niedergelassen hat und auf wunderbare Weise verjüngt, wirksam werden kann. Auch Südamerika hat die christliche Liebe aufgenommen und wieder zum Leben erweckt. Papst Franziskus hat sie aus Argentinien zurückgebracht. Ich bin nicht sicher, wie es ihm damit in Rom geht … und gehen wird. Ich habe Angst um ihn!

Abends, nach dem Interview mit Pater Ubald, gehe ich mit Heidi Wölfl in eine Messe, die er in der Kirche von Karlau hält. Es ist eine Heilungsmesse. Immer wieder geschehen in seinen Messen Spontanheilungen. Die große Kirche ist überfüllt. Viele Menschen stehen oder sitzen auf Notsesseln in den Gängen. Im Anschluss an die Messe geht Pater Ubald durch die Reihen und segnet alle Anwesenden. Schlagartig ändert sich die Atmosphäre in der Kirche. Es wird totenstill und die Luft schwingt in einer tiefen Andacht. Das Publikum fällt in einen sanften Singsang, offenbar sitzen lauter »Profis« hier im Raum, die Pater Ubald und seine Gepflogenheiten gut kennen. Einige von ihnen hoffen möglicherweise inständig, dass an ihnen Heilung geschehen möge. Die Erscheinung von Pater Ubald verändert sich und damit auch seine Ausstrahlung. Dieser Mann mit dem dunklen Gesicht schreitet in seinem prunkvollen Priestergewand und hält eine sehr große, strahlend goldene Monstranz vor sein Gesicht. Nur bei genauem Hinschauen erkennt man am Rande der Monstranz einen kleinen Teil seines Gesichtes. Es ist nicht mehr Pater Ubald, der durch die Reihen geht, sondern eine überpersönliche Kraft, die sich in der Hostie, in der Mitte der Monstranz verdichtet. Er geht ganz langsam, bleibt bei jeder Bank lange stehen und es fühlt sich an, als würde man vom »Himmel« gesehen und berührt. Pater Ubald tritt ganz zurück und lässt seinen Jesus strahlen. Als er bei meiner Bankreihe steht, spüre ich, wie sich die Luft verdichtet und mein Herz sich weit öffnet.

Diese Zeremonie wirkt wie eine eindrucksvolle Synthese zwischen dem Christentum und der magischen Kraft einer alten afrikanischen Tradition. Hier geht ein Schamane durch den Raum, seine Wurzeln fußen in beiden Kulturen. Der Schlüssel ist das völlige Zurücktreten der Person Ubald zugunsten der Strahlkraft dessen, was er Jesus nennt.

Etwas in mir wünscht, »Rom« hätte das miterlebt und wäre bereit zu verstehen und neu zu lernen. Pater Ubald ist die Versöhnung, er ist die Verzeihung, er ist die christliche Liebe.

Er hat einen inneren Weg entwickelt, wie sich Herzen für Vergebung und Versöhnung öffnen können. Es sind fünf Türen, die darauf warten, von uns geöffnet zu werden:

Die erste Tür öffnen wir für den Glauben bzw. das Vertrauen.

Die zweite Tür öffnen wir für die Bereitschaft zu vergeben.

Die dritte Tür öffnen wir, um die zerstörerischen Kräfte in uns loszulassen: Angst, Depression und Egoismus.

Die vierte Tür öffnen wir für die Entscheidung für ein neues Leben.

Die fünfte Tür öffnen wir für unsere Bereitschaft, Segen, Liebe und Heilung anzunehmen.

So arbeitet er mit Opfern und Tätern – mit durchschlagendem Erfolg.

Während ich hier von Vergebung und Versöhnung, von Täter und Opfer schreibe, erreicht mich eine Mail meiner Tochter aus Los Angeles: Sie arbeitet an der UCLA, der Universität von Los Angeles, und leitet dort ein Institut für internationale Kommunikation. Sie schreibt:

»Schießerei auf UCLA, zwei Tote, ich bin in Sicherheit …«

Das trifft mich wie ein Blitzschlag, in mir rast ein Film … meine Tochter in Lebensgefahr, von einem Wahnsinnigen erschossen, die Welt bricht zusammen, alles ist zu Ende … wo ist der Mörder meiner Tochter, eigenhändig will ich ihn umbringen, Rache muss sein …

Es ist kein Zufall, sondern das Spiel des Lebens, dass das Mail meiner Tochter mich ausgerechnet jetzt erreicht. Es hält mir unerbittlich den Spiegel vor, denn Mord ist mein erster Impuls, mein zweiter und auch mein dritter Impuls …

Schmerzhaft wird mir bewusst, welch weiten Weg die Menschen in Ruanda gehen müssen, aber auch imstande sind zu gehen, bis sie bereit sind, sich gegenseitig die Hand zu reichen – die Täter und die Opfer … würde ich je dahin kommen können? Alle Normen, alle Glaubenssätze müssen erst zerbrechen, bevor jemand den Schritt hin zu dieser menschlichen Größe tun kann. Welch tiefes Vertrauen in einen Gott oder in die Liebe oder in Pater Ubald ist notwendig, damit Heilung gelingen kann! Was haben die Menschen aus Ruanda, was wir nicht haben? Ein halbes Jahr lang nur hat Pater Ubald mit den Tätern im Gefängnis und mit den Opferfamilien gearbeitet. Nur sechs Monate lang hat er von Liebe und Versöhnung gesprochen.

Allerdings hat er vor dem Genozid zehn Jahre lang die Liebe gepredigt – erfolglos. Die hypnotische Macht der Regierung war viel stärker. Über das Radio wurden die Hutus aufgefordert, die Tutsis mit ihren Macheten zu töten, sonst wird ihnen ihr Land weggenommen, ihr einziger Besitz, oder sie werden selbst getötet. Dagegen kommt niemand an. Erst, nachdem alles zusammengebrochen und im Nichts gelandet ist, war Erneuerung möglich.

Das Entsetzen des Genozids und von Pater Ubald, der durch sein tiefes, endloses Leid verwandelte Mensch, haben in sechs Monaten bewirkt, was vorher in zehn Jahren nicht möglich war. An der Seite von Pater Ubald waren Präsident Kagame und seine Frau. Gemeinsam haben sie in ihrem Zusammenspiel das Wunder der Versöhnung und des Neubeginns erreicht.

Pater Ubald und Präsident Kagame stehen auf dem Boden einer alten ruandischen Tradition, einer Gerichtsbarkeit, deren Ziel Versöhnung und dadurch der Erhalt des sozialen Systems ist. Statt Bestrafung werden traditionelle Versöhnungsrituale angeordnet.

Es sind die sogenannten Gacacas. Gacaca ist der Name einer Grasart, die in Ruanda wächst. Die in Konflikte verwobenen Menschen haben sich im Gras niedergelassen, um unter der Führung eines Dorfältesten zu Vergebung und Lösungswegen zu finden. Diese Wiesengerichte, wie sie genannt werden, wurden 1924 von der belgischen Kolonialmacht auf ein Minimum reduziert und damit beendet. Nach dem Genozid sind die Gacacas in veränderter Form wieder aufgenommen worden, vornehmlich in ländlichen Gebieten. Solche alten Erfahrungen von Verzeihung und Versöhnung ruhen in den kollektiven Erinnerungen dieses Volkes und können atmosphärisch bis in die Gegenwart hineinwirken und die Arbeit von Pater Ubald unterstützen.

Ich habe Afrika nicht gesucht, es war mir immer der fremdeste Kontinent. Und ausgerechnet Afrika hat mich gefunden. Nicht nur das, es hat mir drei Bilder von sich gezeigt, die sich in einen wunderbaren Bogen fügen. Der Weg aus der tiefsten Dunkelheit bis hin zum strahlendsten Licht der Menschheit hätte mich nicht eindrucksvoller erreichen, erfassen und beschenken können. Es ist mir, als wäre ich überall dabei gewesen, und ich bin diesem Kontinent unendlich dankbar.

Afrika ist nur eine Möglichkeit, das Dunkle zu leben. Jede Kultur hat das Potenzial dafür. Um wieder kurz nach Rom zu schauen: In den Archiven des Vatikans gibt es Berichte über die Gräueltaten der Inquisition. Das meiste ist unter Verschluss, aber das, was davon in die Öffentlichkeit gesickert ist, steht Afrika in keinster Weise nach. Auch die Berichte von Folterungen und Menschenrechtsverletzungen aller Art können sich sehen lassen. Sie nehmen es mit allem auf, was Afrika zu bieten hat. Manfred Nowak, Professor für Menschenrechte an der Universität Wien, hat darüber ein Buch geschrieben: *Folter. Die Alltäglichkeit des Unfassbaren.*[5] In den letzten zwei Jahrzehnten hat er in unterschiedlichen Weltregionen im Auftrag des Europarates, beziehungsweise der UN-Menschenrechtskommission, eine Vielzahl von Untersuchungen zu Menschenrechtsverletzungen durchgeführt.

Andererseits, auch strahlende Lichtsäulen der Liebe, wie Pater Ubald eine ist, hat es in allen Zeiten und an allen Orten gegeben. Unsere Erinnerungen müssen nicht allzu weit zurückgreifen. In der Zeit der Judenverfolgung haben solche Lichtgestalten ihr Leben für andere verschenkt. Jede Kultur hat ihre tiefen Schatten und ihr strahlendes Licht. Ganz einfach, es ist die Spannweite des menschlichen Bewusstseins und es ist ein grandioses Spektrum.

7

»LASS DIR ALLES GESCHEHEN, SCHÖNHEIT UND SCHRECKEN«

Diese Zeile stammt aus meinem Lieblingsgedicht von Rainer Maria Rilke. Er ist meiner Seele der wichtigste Gesprächspartner und diese beiden Zeilen sind Lebensimpulse für mich geworden. Erst im Alter allerdings – aber besser spät als gar nicht.

Ich lasse die Erzählung von Pater Ubald immer wieder in mir vorüberziehen. Und es wird mir immer klarer, dass sein Leben und seine Haltung in diesen zwei Zeilen verborgen ruhen.

Mehr als das, ich glaube, dass man aus diesen zwei Zeilen eine Sichtweise entwickeln kann, wie wir dem »Bösen« in einer neuen, kreativen Weise begegnen.

Pater Ubald ist keiner Konfrontation, die ihm das Leben angeboten hat, ausgewichen. Er hat sich alles geschehen lassen, Schönheit und Schrecken, und ist seinem Leben nicht als Held begegnet, Gott sei Dank, denn Helden sind dumm. Sie kennen die Gefahr nicht und sehen das Leben in holzschnittartiger Vereinfachung. Deswegen sterben sie auch meistens den nach ihnen benannten Heldentod. Pater Ubald begegnet seinem Leben als Mensch, mit Angst, Verzweiflung, Hoffnungslosigkeit, Mut, Vertrauen und Liebe. Er hat in Jesus, der seine Erfüllung ist, ein mächtiges Vorbild gefunden.

Diese Art Mensch zu sein ist möglicherweise die Voraussetzung für einen neuen Umgang mit dem Bösen. Wenn wir uns nicht konservieren und aufsparen, sondern unser Leben rückhaltlos annehmen, dann machen wir Erfahrungen, die uns befähigen, unseren Geist und unser Herz weit aufzumachen und neben den Freuden auch die Schatten des Menschseins in uns aufzunehmen, denn wir haben sie bewusst an und in uns erlebt. Sie sind uns nicht neu.

Ich glaube, dass diese Haltung der Türöffner für die nächste Gedichtzeile ist: »Man muss nur gehen, kein Gefühl ist das fernste«.

Das Gehen kann als Innerbewegung verstanden werden. Ich habe das in seinem vollen Umfang auch erst durch die intensiven Erfahrungen gelernt, die ich durch das Schreiben dieses Buches machte.

Das Weltgeschehen bietet derzeit viele Möglichkeiten, diesen Satz zu leben. Jeden Tag neue Schreckensnachrichten. Die IS-Kämpfer tauchen unerwartet an beliebigen Orten auf und morden. Ein Mann fährt mit seinem Lastwagen in eine feiernde Menschengruppe, 70 Tote. Ein Junge überfällt ahnungslos Reisende in einem Zug mit einem Beil und verletzt sie schwer. Ein anderer Junge schießt in München in einem Einkaufszentrum wahllos um sich, neun Tote.

Es ist natürlich, dass wir erschrecken und uns im ersten Impuls abwenden, die Täter als unsere Feinde sehen, sie sofort innerlich aus der Gesellschaft ausschließen und ihnen »die Strafe wünschen, die ihnen gebührt«. Was auch immer wir darunter verstehen. In diesem Augenblick sehen wir die Welt in Standbildern. Wir, die Guten hier, die Bösen dort, und die beiden Bilder fallen auseinander. Das »gehört sich ja auch so«, denkt der redliche Mensch.

»Man muss nur gehen« …

Wohin gelangen wir, wenn wir uns aus dem Standbild lösen und ins Leben hinaus bewegen? Wenn wir wach sind, spüren wir das Echo des Bösen in uns selbst als Ahnung. Das kann eine persönliche Ahnung sein oder eine aus dem kollektiven Erfahrungsschatz geschöpfte. Diese Wahrnehmung spinnt einen feinen Faden in Richtung Täter. Die feine Verbindung ändert nichts an unserem Mitgefühl für die Opfer. Aber vielleicht hinterfragen wir das Geschehene jetzt anders: Was haben all diese Täter erleben müssen, bevor sie zu dem wurden, was sie jetzt sind? Wie sehr sind sie den Glaubenssätzen ihrer Kultur treu und vielleicht geprägt von schweren Familienschicksalen? Welches eigene Schicksal hat sie an den Punkt geführt, an dem sie töten mussten? Ja, mussten, weil sie keine andere Ausdrucksmöglichkeit ihrer Not mehr gefunden haben?

Mit solchen Fragen öffnen wir uns ein kleines Stück weit für die Welt der Täter. Sie ist uns fremd und vielleicht unheimlich, aber wir bleiben. Wir schauen uns um. Vielleicht lernen wir etwas über die Dynamiken anderer Erfahrungswege und deren Folgen: »kein Gefühl ist das fernste«.

Es ist unumgänglich und in Ordnung, dass die Täter eine Strafe erleben müssen. Die Erfahrung, dass Taten Konsequenzen haben, ist für den Entwicklungsweg der Menschen, die Täter geworden sind, eminent wichtig. Aber mir geht es um die Haltung, in der Strafen vollzogen werden. Üblicherweise sind Täter der Abschaum und verdienen Verachtung und Misshandlung. Viele scheinbar biedere Richter, Strafvollzieher und Gefängniswärter reagieren ihre eigene, nicht eingestandene, unkanalisierte Aggression an den Tätern ab. Die Täter verlieren ihre Würde und fallen aus jeder Gemeinschaft. Sie bilden die Gemeinschaft der Verstoßenen. Das ist falsch. Falsch für die Täter, aber auch falsch für uns, die wir innerhalb der Gesellschaft leben. Angeschlossen an das kollektive Bewusstsein spüren wir die vielen Gruppen der Verstoßenen. Wir können es nicht benennen, dazu liegt dieses Wissen zu tief. Aber etwas in uns erkennt es und muss es verdrängen, damit wir ruhig schlafen. Das kostet uns Kraft und schafft eine Unruhe, die wir nicht orten können. Wir dürfen die kollektive Wahrnehmung und ihre Auswirkungen auf uns nicht unterschätzen.

Täter sind Menschen in großer Not. Ihnen ist etwas widerfahren, was eine lebenslange Wunde hinterlässt. Sie werden immer tiefer in diese Wunde gestoßen. Ein Mensch kann nur sein Menschsein wiederfinden, wenn man ihn in seiner Not achtet und ihm die Würde lässt bzw. wiedergibt. Denn sie selbst haben sich diese genommen. Auf dem Grund ihres Wesens wissen sie, was sie getan haben. Wenn sie es zulassen, begegnen sie dort ihrem inneren Richter. Auf eine sehr schmerzhafte Weise. Aber diese Begegnung kann der Beginn eines Heilungsweges werden, wenn er von außen mitgetragen wird.

Das Vergebungsmodell von Pater Ubald ist genial. Erst sitzen die Täter ihre Strafe ab. Aber schon im Gefängnis finden hilfreiche Begegnungen statt. Wenn sie herauskommen, treffen sie sofort die Angehörigen ihrer Opfer und werden gleichzeitig in die Gesellschaft zurückgeholt. Sie bekommen Aufgaben, die der Integration dienen und erleben sich als wertvolle Mitglieder der Gesellschaft. Auch das Ehepaar Ntoto im Kongo hat so gearbeitet. Darüber hinaus bekommen sie eine geistige Unterstützung – nicht in Form einer abstrakten Belehrung, sondern sie erfahren, dass sie kostbare Menschen und geliebt sind. Unabhängig davon, was sie getan haben.

Ich nehme mir die zwei Zeilen von Rilke und all meine Gedanken dazu mit in die nächsten Kapitel meines Buches. Sie sind ein Leitfaden auf dem Weg durch die Landschaften des Menschseins.

8
»WE ARE ALL ONE«

Die Nachrichten über schreckliche Bluttaten hören nicht auf. Es fällt mir schwer, die Spur zu halten, die ich von meinem Herzen her als die – für mich – richtige erkannt habe: mich in Liebe den Menschen zuzuwenden, die sich zu Mördern machen und dabei sich selbst zerstören. Immer wieder kreist dieselbe Frage in meinem Kopf und in meinen Gesprächen mit anderen: Was will diese Zeit jetzt von uns, wohin geht es politisch, menschlich, geistig?

Alles, was geschieht, ist von der Liebe getragen und hat im Gesamtgeschehen seinen Platz. So schrecklich es auch sein mag, es darf sein. Das weiß ich, ganz tief in mir, aber stellenweise verliere ich den Kontakt zu diesem Wissen.

Wir alle kommen aus derselben Quelle, gleichgültig, was und wie wir leben … so ist es doch. Aber wie haben wir das zu verstehen, was jetzt weltweit geschieht? Vielleicht haben wir vor allem die Menschen zu verstehen, die derzeit die Hauptakteure auf der großen Bühne sind – die Täter? Vielleicht dämmert uns dadurch allmählich auch der Sinn des Geschehens? Es geht immer wieder um dasselbe. Nicht bei Entsetzen, Angst und Empörung stehen zu bleiben. Es geht darum, auf Schuldzuweisungen zu verzichten, denn sie sind die Grenzwächter unseres Reiches. Wir halten damit das Böse weit weg von uns und sitzen – scheinbar – sicher in unserer selbst gebastelten Welt. Das Konstrukt unserer Welt existiert in Wirklichkeit nicht mehr, das müssen wir begreifen. Unsere einzige Möglichkeit scheint zu sein, mit unserem Denken und unserem Herzen, die brüchig gewordenen Grenzen unserer Welt zu überschreiten. Weitergehen müssen wir, hinein in die Welt der Täter und ihnen in ihrem Raum offen entgegenkommen. Ich kann mir vorstellen, dass die wenigsten von ihnen diesen Weg planen, er geschieht ihnen. Schritt für Schritt werden sie mitgenommen und stolpern schließlich in den Abgrund.

Es tut mir gut, in mir diese Gedanken zu bewegen und zur Reife zu bringen, aber gleichzeitig bin ich immer wieder auf der Suche nach Austausch und Begegnung mit ähnlich denkenden und fühlenden Gesprächspartnern. Ich habe Glück, ich treffe in Los Angeles Father Boyle und am Telefon General Wesley Clark. Meine wunderbare Tochter hat die Kontakte hergestellt.

Die beiden sind in sehr unterschiedlichen Bereichen tätig und sehr unterschiedliche Persönlichkeiten. Was sie gemeinsam haben, ist das Wissen: »We are all one«. Wir alle kommen aus derselben Quelle.

Father Gregory Boyle ist Jesuit und hat 1988 im Raum Los Angeles und Umgebung ein Netzwerk gegründet, um Gang-Mitgliedern den Weg zurück in die Gesellschaft möglich zu machen. Dieses Netzwerk ist heute das weltweit größte Unternehmen seiner Art. Die Gang-Mitglieder bekommen soziale und therapeutische Begleitung und betreiben mit viel Erfolg Bäckereien, Wäschereien und Restaurants. Father Greg, wie er allgemein genannt wird, ist ein bodenständiger, realistischer Mann, mit einem weltweiten Herzen. Er kann fest zupacken, aber wenn er vom Leid seiner Gang-Kinder spricht, laufen ihm die Tränen über das Gesicht. Er ist ein Handwerker der Liebe und ist Vater und Großvater für 120 000 Gang-Jugendliche. Ich habe ihn in

Los Angeles getroffen, er hat eine Bilderausstellung seiner Gang-Kids eröffnet. Die Bilder waren unglaublich eindrucksvoll und berührend. Die Angst vor dem Leben, das Gefühl, eingesperrt zu sein, Wut und Sehnsucht nach Liebe kamen mir aus den bunten, oft meisterhaft gemalten Bildern entgegen. Aber berührender noch war zu sehen, wie diese Kinder ihm liebevoll zugetan sind, geborgen in seiner Kraft, selbstverständlich vertrauend im Leben zu stehen.

Wir unterhielten uns kurz, sofort entstand Nähe und Vertrauen, er wollte meine Tochter und mich spontan in sein Netzwerk einbauen. Auf mein Argument, dass ich eigentlich Geld verdienen muss, lachte er nur: »Verdiene zuerst Geld und dann komm.«

Irgendwann später hatten wir ein Gespräch per Skype.

Ich möchte die Stellen aus unserem Gespräch zitieren, die, zusammengefasst, eine sehr überzeugende Anleitung sind, wie wir Täter mit den Augen unseres Herzens wahrnehmen und annehmen können. Wenn wir sie so sehen, werden wir die Täter nicht mehr an den Rand der Gesellschaft verbannen, sondern sie als einen Teil des Ganzen integrieren können. Es ist ein Weg bis dahin, aber auf diesem Weg heilt auch etwas in uns. Im Letzten gehen wir diesen Weg für uns selbst. Wir werden ganz.

Dieser erfahrene, weise Mann hat in unserem Gespräch die Haltung beschrieben, in der er seinen zahllosen Gang-Mitgliedern, seinen Kids, begegnet. Seine Haltung macht es den jungen Menschen möglich, aus ihrer Einsamkeit und Verlorenheit herauszufinden. Sie gehen in die Welt hinaus, ohne die Welt bekämpfen zu müssen, weil sie sich selbst nicht mehr bekämpfen müssen. Sie sind nicht mehr die Gegner, sondern ein integraler Teil der Gesellschaft.

Ich fasse zusammen und verallgemeinere. Wir sprechen jetzt nicht mehr von Gang-Jugendlichen, sondern von Tätern im Allgemeinen. Die kursiv gesetzten Sätze kommen – wie leicht erkennbar – von Father Boyle:

Da sind Menschen, die getötet werden und welche, die töten. Ich liebe sie alle.

Die Grundvoraussetzung für einen gelingenden Integrationsprozess der beiden Reichshälften des menschlichen Bewusstseins – Dunkelheit und Licht – ist unsere urteilsfreie Zuwendung zu beiden Elementen.

Natürlich ist dieses Benehmen, einfach zu töten, alarmierend. Aber ich gehe tiefer, hinter das Benehmen, und dort finde ich die Verzweiflung, ein Trauma oder sehr oft eine geistig-seelische Krankheit. Da kann man nicht wütend werden.

Wir sind urteilsfrei, weil wir tiefer gehen. Wir schauen hinter die Kulissen der Tat und sind bereit, den notleidenden Menschen dahinter zu finden.

Wut dämonisiert und geht an der Wahrheit vorbei.

Von Medien und der politischen Öffentlichkeit wird diese Wut geschürt. Sie lenkt von ungelösten Themen der Bevölkerung und der Regierungen ab und macht das Volk manipulierbar. Das ist eine beliebte Waffe aus dem Arsenal speziell der rechten Parteien.

Zwei Dinge müssen wir vermeiden: Täter zu romantisieren und sie zu dämonisieren. Das Verhalten eines Menschen ist eine Sprache. Wir fragen uns, welche Sprache spricht dieses Verhalten. Keiner von uns Menschen ist verlassen. Wir alle gehören zusammen, wir alle gehören zur selben Familie.

Ja, auch das Romantisieren ist gefährlich. Wir werden blind für die Realität der Täter und ihre Motive und machen uns dadurch angreifbar. Die Verherrlichung des Krieges, wie das im Ersten Weltkrieg und auch noch am Beginn des Zweiten Weltkrieges der Fall war, kann tödlich enden. Innerhalb des IS-

Staates ist die Romantisierung, die spätestens bei den 70 empfangsbereiten Jungfrauen im Himmel mündet, ein tragendes Element dieser falsch verstandenen Kultur. Aber es ist jetzt an uns, die Botschaft des Verhaltens, die Sprache der Not dieser Menschen zu hören und uns damit auseinanderzusetzen. Wir alle gehören zur selben Familie der gesamten Menschheit. Auch die IS-Kämpfer sind Teil dieser Familie. Jede Familie hat schwierige Mitglieder, einmal ist es der eine, dann der andere ... das ist normal. Die Familien müssen lernen, damit zu leben, auch wenn es schwer ist. Das Systemgesetz legt nahe, kein Familienmitglied auszuschließen, sonst übernimmt ein anderes Familienmitglied die Rolle des Ausgeschlossenen. Wir schließen derzeit das Familienmitglied der IS-Kämpfer aus. Und was geschieht? Immer mehr Menschen übernehmen ihre Rolle und werden zu Tätern.

Wenn ein Mensch einen Überfall macht, dann hofft er nicht zu töten, sondern selbst getötet zu werden. Das stimmt für fast alle Fälle. Sie wollen sterben, weil sie in sich kein Bild einer Zukunft haben. Sie stecken in ihrer Verzweiflung. Oder sie hoffen zu sterben, weil sie nicht wissen, wie sie ihren Schmerz, ihr Trauma transformieren können.

Das ist ein Hinweis, der mich sehr berührt. Sie greifen an, um selbst zu sterben, vernichtet von der Verzweiflung an ihrem Leben. Wenn sie aber überleben, dann stirbt ein Teil von ihnen mit dem Opfer im Augenblick der Tat. Da gibt es kein Entkommen. Die Täter leben mit einer Wunde weiter, die nicht heilt. Wenn sie sich gleichgültig und hartgesotten geben, dann ist das ein Schild gegen die eigenen Gefühle, eine Maske, die sie vor der Welt schützt, es ist nicht ihre Realität.

Mit diesem Wissen im Hintergrund sollten Polizei, Richter und nicht zuletzt die Öffentlichkeit der Medien ein anderes Verständnis entwickeln. Natürlich soll es Konsequenzen einer Tat geben, aber gleichzeitig an der Transformation der inneren Not der Täter gearbeitet werden.

Was wir hier machen ist, wir helfen den Menschen zu heilen und sich und ihr Leben zu verändern. Wenn wir das Bild haben, dass die Leute morden, dann zwingt uns das in die Haltung Gut und Böse. Das ist nicht sehr klug. Wir machen keine Unterscheidung zwischen »das ist ein guter Mensch – das ist ein böser Mensch«. Das ist keine hilfreiche Analyse. Ich werde immer wieder angesprochen, warum ich nicht über jemanden sage, er ist ein böser Mensch. Ich kann das nicht, denn das stimmt nicht. Wenn man einmal weiß, wie komplex Menschen sind, dann ist es schwer, sie auf »böse« zu reduzieren.

Dem ist nichts hinzuzufügen, es ist die klarste Anleitung einer neuen und heilenden Sichtweise.

Der Heilungsprozess bringt zunehmend eine Art von Resilienz, in der die Menschen sich neu definieren, wer sie jetzt geworden sind. Die alte Version von ihnen ist in Pension gegangen, jetzt umarmen sie die neue Version von sich selbst.

Ich glaube, wenn man seinen Schmerz nicht verwandeln kann, dann überträgt man ihn auf andere. Das äußert sich in Wut und Schuldzuschreibungen. Und dann auch Mord. Das heißt, du hast deinen Schmerz und deine Verzweiflung nicht verwandelt. Wenn du an dir arbeitest, dann kann das heilen. Es hat nichts mit Moral zu tun und auch nicht mit emotionaler Intelligenz. Es geht darum, dass du kein Fremder mehr für dich selbst bist. Dass du deine Wunden kennst und dich mit ihnen anfreundest. Wenn du das zustande bringst, dann hörst du auf, dich in deiner Verwundung zu verachten. So lange du dich verachtest, bist du ein Fremder deinem Schmerz gegenüber.

Es ist die Frage, was ist mehr wert als der Tod und was ist schrecklicher als der Tod. Eine Menge Dinge sind schrecklicher als der Tod und viele Dinge sind viel mächtiger als der Tod. Es gibt Dinge, die sind mächtiger als der Holocaust, mächtiger als Hitler und der Hass der Nazis. Mächtiger als die Genozide. Es ist wichtig, im Leben diese mächtigen Dinge zu finden, ihre Botschaft zu verstehen, zu ihnen zu stehen.

Liebe ist mächtiger als alles andere. Die Kraft einer Gemeinschaft ist mächtiger als Genozid. Wenn du weißt, wer du als Mensch bist, dann ist das mächtiger als Genozid.

Alle Probleme entstehen, wenn der Tod das schrecklichste ist, was dir passieren kann. Du kannst erschlagen werden von der Angst vor dem Tod, aber auch von der Angst vor dem Leben. Du kannst nicht durchhalten. Es geht darum, dass du an den Punkt kommst, wo du weißt, Liebe ist mächtiger als Hass. Menschlichkeit ist mächtiger als der Tod. Gemeinschaft ist mächtiger als meine Isolation im Hass. Du kommst zum Wesentlichen.

Da ist etwas wie eine Initiation, wenn du erwachsen wirst. Es ist eine Konfrontation, eine Begegnung mit Tatsachen. Wie zum Beispiel : Ich werde sterben. Es geht nicht um mich. Da ist etwas Größeres im Leben als mein Leben. Da gibt es eine Menge natürlicher Dinge, die eine Art Initiation ins Erwachsenwerden bedeuten. Du kannst es Transformation nennen oder Heilung. Eine alte Version von dir stirbt, alte Gedanken darüber, wer du bist. Ein Gang-Mitglied hat mir einmal gesagt: »Wie ich ganz jung war, wollte ich der Größte sein, der Stärkste und ein erfolgreicher Drogenhändler.« Er schaute mich an und sagte: »Das war meine Maske. Jetzt habe ich die Maske erkannt und jetzt kenne ich meine Wahrheit.« Manche müssen morden, um in ihrer Neugeburt zu erkennen, wer sie sind. Und das ist das, was hier passiert. Sie müssen ihre Maskierung erkennen und loslassen.

Auf meine Frage, wie Father Boyle und sein Stab es erreichen, die Menschen auf diesen Heilungsweg zu bringen, sagt er:

Wir sprechen mit ihnen über ihre innere Arbeit. Wir machen es mit Erziehung, Therapie und Gruppenarbeit. Wir helfen ihnen, sich mit dem zu konfrontieren, was ihnen geschehen ist. Die Kids werden dauernd von ihren Erlebnissen verfolgt. Wenn dir deine Wunden bewusst sind, du sie nicht wegleugnest, dann beginnst du empathisch und zugewandt zu werden. Du kannst andere Menschen erreichen und das gibt Hoffnung.

Je öfter ich die Worte von Father Boyle durchlese, umso klarer wird mir, dass es an mir ist zu schweigen. Rund 120 000 Jugendliche hat dieser Mann auf den Weg gebracht und tut es noch. Welch eine Erfahrung. Er spricht nicht nur über seine Erfahrung, er verkörpert sie. Wenn er im Raum ist, dann hat man das Gefühl, dass nichts passieren kann, dass alles gut ist, so wie es ist, weil er da ist. Weil er die Verkörperung der Liebe ist, die alles trägt und alles umfasst.

»We are all one«.

Der zweite Mensch, der diesen Satz gesagt hat und glaubhaft argumentiert, ist General Wesley Clark. Vorurteilsbehaftet, wie ich bin, hätte ich das von ihm nie erwartet. Daher hat es mich besonders berührt. Ich habe meine klischeegeplagte Meinung über hohe Militärs in diesem Gespräch mit dem Viersterne-General revidiert.

Sein Vater starb, als der kleine Wesley vier Jahre alt war. Er wurde von dem zweiten Mann seiner Mutter adoptiert. Daher war die Familie seines Vaters, der der Sohn russischer Einwanderer war, an den Rand des Familienbewusstseins geschoben. Der Junge begann mit sieben Jahren russisch zu lernen, um die

Kultur seiner väterlichen Familie zu verstehen. Ein früher, sehr beeindruckender Wunsch dieses Kindes nach Integration und Ganzheit – we are all one.

Clark machte eine steile militärische Karriere, gleichzeitig studierte er Politik, Wirtschaft und Philosophie und schloss mit einem Master ab.

Wesley Clark führte seine Truppen in vielen Teilen der Erde in den Kampf und war 1999 Oberbefehlshaber der NATO-Streitkräfte im Kosovo. Und darüber spricht er mit mir. Möglicherweise ein Akt der Courtoisie. Er sitzt zwei Europäerinnen gegenüber, daher spricht er über seine Erfahrungen in Europa. Meine Tochter, die ihn aus ihrem beruflichen Kontext kennt und offenbar eine gute Beziehung mit ihm aufrecht hält, arrangiert für mich ein Telefon-Gespräch mit ihm. Er war zwischen zwei Sitzungen, und dennoch sehr präsent in unserem Dialog. Er hatte vorweg die Grundidee meines Buches durchgelesen.

Meine Tochter neben mir beginnt das Gespräch mit der Frage, ob auch ihre Mutter ihn mit Wesley ansprechen darf. Nur wenn sie nicht republikanisch wählt, ist seine Antwort. Wir lachen, ich kann ihn beruhigen und bleibe bei der offiziellen Ansprache.

CL: Danke für Ihre Zeit, General, ich werde mich kurz fassen. Ich habe Ihnen ja schon die Grundidee des Buches, das ich schreibe, geschickt und möchte jetzt nur noch kurz darauf zurückkommen. Ich schreibe über einen neuen möglichen Umgang mit dem »Bösen« in allen Settings – in der Einzelbegegnung, in Gruppen, in der Politik. Meine Erfahrung ist, dass jeder Mensch hinter seinem destruktiven Verhalten auch eine menschliche Seite hat. Mich interessieren sehr Ihre Erfahrungen mit dem Bösen und Ihr Zugang zu diesem Thema – bei Ländern, Völkern und Gruppierungen verschiedener Art.

Gen. C: Jeder Mensch ist anders, in jedem Menschen gibt es Gut und Böse. Im Licht der Erfahrung, die du machst, formt sich dein Charakter. Wir gehen von einer kritischen Erfahrung zur anderen und so wird es eine Gedankenspur entlang dem Seil deines Lebens.

Durch den Verlauf deines Lebens wird ein bestimmter Charakter geformt.

Ich verdamme niemanden ganz. Ich denke, Milosevic hat seine Familie geliebt und seine Frau hat ihn geliebt. Er war fähig zu Grausamkeit und Lügen, zu Manipulation und Betrug. Er war fähig zu Mord und Massenmord. Aber er war bis zu einem gewissen Grad seiner Familie treu und gewissen Idealen. Vielleicht waren es die falschen Ideale. Das ist die Art, wie ich auf jemanden wie Milosevic schaue. Ich halte ihn für einen Kriegsverbrecher. Während wir mit diesem Kerl verhandelten, habe ich mich immer wieder gefragt: »Hätten wir auch mit Hitler verhandelt?« Ich habe mir gesagt, das Wichtigste ist, das Töten zu stoppen. Die Diplomaten argumentieren, das gehört zu ihrem Beruf und sie lieben es. Aber es ging darum, das Töten zu stoppen.

Und das ist das, was wir getan haben. Milosevic gab zu guter Letzt auf und vermutlich hat er sich umgebracht. Milosevic musste Pillen gegen seinen hohen Blutdruck nehmen. Wenn er sie nahm, ging es ihm gut, wenn er sie nicht nahm, konnte er jammern, dann war er zu krank für die Gerichtsverhandlung. Er nahm die Pillen nicht und war zu krank für die Gerichtsverhandlungen in Den Haag. Die Holländer beobachteten ihn und sagten: »Sie haben ihre Pillen nicht genommen.« Sie zwangen ihn, sein Mittel zu nehmen. Dann bekam er ein Gegenmittel von den Russen. Davon hat er zu viel genommen und starb. Ich vermute, er wollte es so.

Jetzt zu Ihrer Frage. Ich weiß nicht, ob implizit oder explizit, aber in Ihrer Frage ist ein sogenannter Trugschluss.

CL: Was meinen Sie damit?

Gen. C: In der Wirtschaft gibt es so etwas wie einen Trugschluss. Was für einen gut ist, ist nicht für alle gut. Angenommen, jemand spart die Hälfte seines Einkommens, das ist gut für ihn, wenn er jung ist. Aber es ist nicht gut für alle, das würde die Wirtschaft lähmen. Was für den einen sein Einkommen ist, ist für den anderen sein Verlust. Wenn alle beim Blumenkauf sparen würden, gebe es bald keine Blumengeschäfte mehr.

Es gibt einen Trugschluss, den die Leute immer bei der amerikanischen Politik anwenden. Familien sollten sich nicht verschulden. Daher sollte sich die Regierung auch nicht verschulden. Das ist falsch. Regierungen sind keine Familien. Regierungen drucken Geld. Familien hingegen sollten sparen. Wenn also Familien immer mehr sparen und die Regierung spart, wenn alle ihre Ausgaben reduzieren, dann verarmt das Volk.

Es gibt ein ähnliches Prinzip, das man bedenken sollte. Staaten sind keine Personen. Staaten können sich mit dem Bösen auseinandersetzen. Wir müssen es nicht.

Was ich sagen will, es gibt in jedem Menschen eine gewisse erlösende Qualität. In jedem Menschen. Niemand ist vollständig und wahrhaftig böse. Menschen kann unter gewissen Umständen vergeben werden. Aber Staaten sind keine Menschen. Wenn du es aber mit einem Staat zu tun hast, der böse ist, so wie der IS, dann macht es keinen Sinn zu sagen »okay, es gibt sicher auch ein paar gute Aspekte beim IS oder in Nazi-Deutschland«.

Du musst diese Dinge klar auseinander halten. Es ist nicht notwendig, hinzunehmen und zu akzeptieren. Menschen kann geholfen werden. Staaten sind keine Menschen.

CL: Ich verstehe. Wie ändert das nun den Zugang zum Bösen im Allgemeinen?

Gen. C: Das ist die Frage. … Ich glaube, es ist schwierig, generalisierbare Gesetze zu formulieren, die auf eine Ethik der internationalen Politik anwendbar sind.

Jesus sagte, liebe deine Feinde. Jemand, der dir Gutes tut, der ist leicht zu lieben. Das ist normal. Aber jemand zu lieben, der dir Böses tut, das ist außergewöhnlich. Aber was Jesus sagt, ist das Herz des Verstehens, wie Menschen miteinander verbunden sind. Es ist das Herz des christlichen Lebens. Anders der Islam. Der Islam folgt Regeln und Gesetzen. Das Christentum lebt im Vertrauen auf den Glaubenssatz – wir sind alle Menschen, also liebe deinen Nächsten wie dich selbst. Das ist die goldene Regel. Wenn du aber versuchst, das auf die Ebene politischer Entitäten zu extrapolieren – Staaten sind keine Menschen. Wenn sie dir Böses tun, bist du nicht aufgefordert, ihnen die andere Wange hinzuhalten.

CL: Ich bin überzeugt, dass wir Menschen ein gemeinsames Bewusstsein haben. C. G. Jung hat es benannt. Dieses Bewusstsein ist ständig bestrebt, im Gleichgewicht zu bleiben. Was an der einen Stelle unterdrückt wird, bricht auf der anderen Stelle auf, um gelebt zu werden. So glaube ich, dass die IS-Kämpfer etwas auslebten, was derzeit an anderer Stelle unterdrückt oder abgespalten wird. Könnte es daher nicht sein, dass der IS, so schrecklich diese Menschengruppe agiert, in Wirklichkeit nicht unsere Feinde, sondern unsere dunklen Brüder sind, die dafür sorgen, dass das Gesamtbewusstsein im Gleichgewicht bleibt?

Gen. C: Ich glaube, ich verstehe die Frage, aber hier ist ein gangbarer Weg, den ich vorschlage. Noch einmal: Es sind keine Menschen, es sind Staaten oder Nicht-Staaten wie der IS. Bei Menschen ist man emotional, man liebt und man hasst. Bei Staaten sollte man Richtlinien haben, die auf Überlegungen beruhen, die wieder auf Strategien beruhen, die zu einem Ziel führen.

Und jetzt, in Bezug zum Umgang mit Menschen, da hätten Sie gern, dass die Staaten den einzelnen Respekt und Würde zubilligen, und genügend Freiheit, über sich zu entscheiden, solange es nicht die Freiheit anderer einschränkt?

Plötzlich und sehr überraschend wechselt der General in eine andere Gedankenwelt:

Gen. C: Die Ideen von Chauvinismus, Nationalismus und der Wunsch der Staaten nach Revanche und so weiter, all diese Emotionen, die durch den Romantizismus des 19. Jahrhunderts Bedeutung bekommen haben, gehören der Vergangenheit an: Jetzt geht es um ein uns allen gemeinsames Bewusstsein, um eine allgemeine Verbundenheit, um der Bedrohung der gesamten Menschheit begegnen zu können.

Wir sind alle eins. Wir wissen das aus der östlichen Philosophie, aus dem Reich der Spiritualität. Es gibt Menschen unter uns, die daran glauben, dass dieselbe Seele in mehreren Körpern leben kann. Die Menschheit ist im geistigen Raum verbunden.

Es ist die Welt, die uns voneinander getrennt scheinen lässt. Aber wir müssen unterscheiden zwischen der Menschheit und den Regierungen.

CL: Ich verstehe sehr gut, was Sie sagen. Meine nächste Frage ist, wie gehen Sie mit den Regierungen um, für die Sie arbeiten? Mit Ihrem geistigen Hintergrund, den Sie gerade geschildert haben? Sind sie verpflichtet, im Einklang mit den Regierungen zu agieren, oder sind Sie auch frei in Ihrem Handeln? Ist das eine Frage, die Sie beantworten können und wollen?

Gen. C: Ich denke, die Sache mit den Regierungen ist, man

hat ein Recht darauf, ein Teil dieser Regierung zu sein. Es sollte demnach demokratisch entschieden werden. Aber die Grenzen des menschlichen Verständnisses und der menschlichen Achtsamkeit sind die Grenzen der Demokratie.

Wie Amerika begonnen hat, da gibt es eine Geschichte, ich weiß nicht, ob sie wahr ist oder eine apokryphische Erzählung. 1787, am Ende der verfassungsgebenden Versammlung der Vereinigten Staaten in Philadelphia, stand eine Frau vor der Versammlungshalle. Sie fragte Benjamin Franklin, der von den Schreibern der Verfassung als der Weiseste und Gescheiteste angesehen wurde: »Mr. Franklin, was haben wir jetzt? Was geschieht hier, was haben wir davon?« Franklin antwortete: »Ma'am, du hast eine Republik, wenn du sie halten kannst.«

In deren Verständnis damals hat es nie eine Demokratie gegeben, denn sie kopierten die Fehler der klassischen griechischen und römischen Demokratie. Sie wussten sehr wohl, eine Republik degeneriert in eine Demokratie, eine Demokratie degeneriert in Anarchie, Anarchie degeneriert in eine Diktatur. Ich glaube, das Ziel damals war die Beschränkung der Regierung und Gewaltenteilung.

CL: Sie haben am Beginn unseres Gesprächs gesagt, dass kein Mensch nur böse ist, jeder hat auch eine gute Seite in sich. Ich habe das schon einmal gefragt: Könnten Sie sich vorstellen, den Islamischen Staat auf dieselbe Weise zu sehen, diese Leute so zu behandeln, als hätten sie auch gute Seiten? Vielleicht wäre das eine Möglichkeit, dass der Islamische Staat lernt, anders zu agieren, weil er mit anderen Augen gesehen wird?

Gen. C: Es wäre theoretisch möglich, das Verhalten eines Staates zu verändern – ganz prinzipiell. Wenn ein Staat etwas in sich ändert, dann sind alle Staaten, die mit ihm in Kontakt sind, davon betroffen. Viel hängt davon ab, wie die betroffenen Staaten die Veränderungen aufnehmen und interagieren. In der Auseinandersetzung zwischen Staaten hat man es mit Staaten zu tun, nicht mit Menschen. In der eigenen Realität ist der Staat wie eine Muschel. In dieser Muschel, die sozusagen das »Innenleben« eines Staates ist, gibt es die Staatsführung, eine Kultur, Menschen. Hier hat man es mit Menschen zu tun, nicht mit einem Staat.

CL: Genau das meine ich!

Gen. C: Man hat es mit Institutionen zu tun, die die Bedürfnisse der Menschen formulieren. Daher ist es vom Ansatz und von der Art und Weise her anders, als hätte man es nur mit einer Person zu tun. Eine Person ist einmalig, sie hat ihre Geburt, ihr Leben und ihren Tod.

Ein Staat ist eine Abstraktion, eine erschaffene Idee. Er hat seinen Abdruck in der materiellen Welt, aber er hat keine für sich stehende Identität oder Existenz. Außer in den Köpfen der Menschen. Er ist eine Autorität für die einzelnen Menschen.

CL: Aber er hat doch auch eine Persönlichkeit.

Gen. C: Es ist eine Gefahr zu sagen, dass ein Staat eine Persönlichkeit hat. Persönlichkeit ist ein Charakteristikum von Menschen. Wenn Sie sagen, dass der Staat eine Persönlichkeit hat, dann meinen Sie etwas anderes. Ein Staat reagiert gewohnheitsmäßig. Da gibt es eine rationale Haltung, die das Handeln eines Staates bestimmt, eine bürokratische Haltung und eine politische Haltung. Man weiß nie, was davon einen Staat motiviert. In jedem Fall sind es Gruppierungen von Menschen, es ist nicht immer rational. Der Handlungsauslöser kann von außen kommen, aber auch von innerhalb des Staates.

CL: Ich habe noch eine Frage: Sie sind ein militärischer Führer, Sie denken strategisch und rational, weil Sie das müssen. Aber Sie haben es oft mit hoch emotionalen, politischen Führern zu tun. Wie gehen Sie mit dieser Spannung um?

Gen. C: Man muss den Druck anerkennen, unter dem diese Leute stehen. Man muss versuchen, einen Weg nach vorn zu finden, der in eine Win-win-Situation hineinführt. Sodass sie nicht verlieren und ich auch nicht.

CL: War es schwer im Kosovo, die anderen dazu zu bringen, das zu sehen, was Sie gesehen haben, damit sie bereit waren, mit Ihnen mitzugehen?

Gen. C: Die anderen haben nicht alles gesehen. Ich habe zwischen riesigen Kraftblöcken agiert. Die Politik der Vereinigten Staaten, die Politik innerhalb des US-Militärs. Die Politik in den einzelnen Staaten in der NATO. Die Bürokratie in der NATO selbst. Und das Ganze nur, damit etwas getan werden kann, was Milosevic verdient.

Gleichzeitig war mir sehr bewusst, was um Milosevic geschah. Ich habe alles mitverfolgt. Und Milosevic seinerseits verfolgte mich ganz genau im Fernsehen. Wir haben uns gegenseitig bewacht.

CL: Sie haben getan, was Sie für richtig gehalten haben und haben gewonnen. Ich danke Ihnen für dieses Gespräch, ich habe viel gelernt.

Da haben zwei Königskinder miteinander gesprochen und sie konnten zueinander nicht kommen. Oder doch? Vielleicht doch? Irgendwo draußen im Universum – punktuell? Wir beide haben unsere Welten nicht verlassen, haben versucht, sie uns gegenseitig zu erklären. Mit mäßigem Erfolg. Und dennoch – ich habe viel gelernt. Ich habe mit einem geschulten Diplomaten und erfahrenen Militärmann gesprochen. Seine für mich lehrreichste Aussage ist: Was für den einzelnen gilt, kann man nicht auf organisierte Kollektive, wie Staaten es sind, übertragen. Was in einem Kontext das Richtige ist, wird in einem anderen Kontext zum Falschen. Das klingt noch lange nach in mir. Es leuchtet mir ein.

Staaten sind keine Menschen. Ich kenne das von meinen Freunden aus der Organisationsberatung. Organisationen sind keine Menschen. Man arbeitet für das Wohl des Unternehmens – es geht um seinen Fortbestand und seine Entwicklung, die Menschen sind austauschbar, das Unternehmen nicht. Die Menschen sind austauschbar, der Staat nicht. Aber hat der General nicht gesagt, Staaten sind eine Abstraktion, eine erschaffene Idee in den Köpfen der Menschen? Wenn wir Menschen neue Ideen entwickeln, dann gibt es auch neue Varianten von Staaten. Also Staaten sind austauschbar, Menschen nicht. Das müssen ja nicht gleich weltverändernde Ideen sein, es könnte auch ein Sickerprozess sein, der mit einem anderen Verständnis für Ausgeschlossene und Schutzsuchende beginnt. Bin ich hoffnungslos naiv?

General Clark hat es an anderer Stelle ausgesprochen: »Man hat es mit Menschen zu tun, nicht mit einem Staat …« Und: »Jetzt geht es um ein uns allen gemeinsames Bewusstsein, um eine allgemeine Verbundenheit, um der Bedrohung der gesamten Menschheit begegnen zu können.«

Wir sind alle eins – in der Uniform des Viersterne-Generals und hinter der Maske des Diplomaten lebt ein empfindsamer, nachdenklicher, spiritueller Mensch. Was für eine Entdeckung!

Mit ein paar treffenden Metaphern hat der General mir einen Teil meiner Vorstellungen, was sich in der Welt ändern könnte, abgeräumt. Ich muss lachen. Das war ein heilsames Gespräch für mich. Ich bin ihm dankbar. Seinem großräumigen Denken zu begegnen, ist für mich ein Geschenk. Ich bin nüchterner geworden, das ändert nichts an meiner Hoffnung auf die Möglichkeit positiver Lösungen. Was sich bei mir am tiefsten eingegraben hat, ist sein Appell an die Menschheit an sich. Begriffe, die Grenzen setzen, sind Vergangenheit. Nur in der Weite und Anschlussfähigkeit können wir neue Wege für uns alle finden. Neue, noch nie begangene Wege vielleicht. Das heißt ja nicht, dass Staatengefüge aufgelöst werden sollen, sondern, dass wir über die Grenzen schauen, voneinander lernen und füreinander da sind. Man muss nur gehen, kein Mensch ist der Fernste. Was tun wir stattdessen? Der ganze Erdball dreht sich in die Gegenrichtung. Grenzen setzen, ausschließen, auf den Boden starren, auf dem wir gerade stehen und ihn für die ganze Welt halten. Großartig, wir werden ein weltweiter Schrebergarten. Mit Gartenzwergen an der Spitze, deren Maximen wir zu unseren machen. Haben wir eine solche Angst vor Freiheit, Weite und Liebe?

Bevor ich jetzt zu predigen anfange, was weder mein Wesen noch meine Aufgabe ist, verlasse ich den Raum derer, die mit ihrem ganzen Sein Menschen begleiten, die in die Not des Verbrechens geraten sind. Ich bin in diesem Raum kostbaren Persönlichkeiten begegnet, die ich in meinem Herzen mitnehme auf dem weiteren Weg. Jetzt wende ich mich den Tätern zu, um im Gespräch mit ihnen das Leben besser verstehen zu lernen.

TEIL ZWEI:

MORD: EIN SPRUNG IN DEN ABGRUND – DER STURZ IN DIE NACHT

9
DIE MÖRDERIN IN MIR

Hermann Hesse schreibt an Freund Seelig am 14.10.1919:

»Sie schreiben mir, dass Sie verstehen können, wie ein Mensch unter Umständen zum Mörder wird. Nun, gerade damit war auch ich, der ich ja kein Weiser, sondern sehr leidender und ratloser Mensch bin, diesen ganzen Sommer beschäftigt, mit dem Mörder nämlich, der auch in mir lebt, und habe versucht, ihn in eine gefährliche und kühne Dichtung zu bringen, vielleicht um ihn für eine Weile aus dem eigenen Herzen loszuwerden.

Sie stehen, lieber Freund, zwischen zwei Polen, bald zum einen, bald zum andern neigend. Die Mördermöglichkeit ist der eine Pol, der andre ist die Güte und abgeklärte Schicksalsbereitschaft, die mich bei Ihnen, beim letzten hiesigen Zusammensein, fast frappierte. Beides muss sein, und ich wünsche Ihnen zwar keine Leiden, aber auch nicht den Stillstand bei einem der beiden Pole. Der Mörder mahnt immer wieder laut und peinigend an die Tiefen in uns, die voll Schlamm und dunkler Urwelt sind. Der andere Trieb geht nach Reinigung, Verklärung, Güte, aber er geht auch nach Beschönung des Peinlichen, nach Weglügen und Verschweigen des Unverdauten.

Lieber Carl Seelig, auch ich schlage mich mit dem Mörder, mit dem Tier und Verbrecher in mir beständig herum, aber ebenso mit dem Moralisten, mit dem allzu früh zur Harmonie Gelingenwollen, mit der leichten Resignation, mit der Flucht in lauter Güte, Edelmut und Reinheit. Beides muss sein, ohne das Tier und den Mörder in uns sind wir kastrierte Engel ohne rechtes Leben und ohne den immer neuen flehentlichen Drang zum Verklären, zur Reinigung, zur Anbetung des Unsinnlichen und Selbstlosen sind wir auch nichts Rechtes. Mir ist es so gegangen, dass ich unter Einfluss von Vorbildern … als Dichter eine schöne, harmonische aber im Grund verlogene Welt aufbaute, indem ich alles Dunkle und Wilde in mir verschwieg … und nun, fast schon ein alter Mann … nachdem bin ich krank und halb irrsinnig vor Leid zu mir selbst zurückgekommen und … muss vor allem alles, was ich früher weggelogen oder doch verschwiegen hatte anschauen und anerkennen, alles Chaotische, Wilde, Triebhafte, ›Böse‹ in mir. Ich habe darüber meinen früheren schönen, harmonischen Stil verloren, ich musste neue Töne suchen, ich musste mich mit allem Unerlösten und Uraltem in mir selber blutig herumschlagen – nicht um es auszurotten, sondern um es zu verstehen, um es zur Sprache zu bringen, denn ich glaube längst nicht mehr an Gutes und Böses, sondern glaube, dass alles gut ist, auch das, was wir Verbrechen, Schmutz und Grauen heißen. Dostojewski hat das auch gewusst.«[6]

Was Hermann Hesse hier schreibt, kenne ich gut, besser kann man es nicht formulieren. All diese Schattierungen zwischen der Mörderin in mir und der Frau, die den Weg ins Licht sucht, sind mir vertraut. Und ich habe im Laufe meines Lebens jede dieser Schattierungen nutzbringend anwenden können. Den Pol der Mörderin habe ich nicht betreten, aber ich konnte ihn gut spüren und die Wutenergie, die in diesem Pol gefangen, oder soll ich besser sagen geborgen, sitzt. Ich ließ sie allenthalben dort heraus, wo sie niemandem schadete, aber mich erleichterte. Ich glaube nur, dass ich damit manchmal Menschen erschreckt habe, zu meinem großen Vergnügen, wie ich gestehen muss. Jetzt bin ich alt und gewissermaßen milde geworden. Meistens zumindest. Ich kann über mich selbst lachen, daher ist es mir jetzt ein Leichtes, in großer Zuwendung und Ruhe Menschen zu begegnen, die jemanden umgebracht haben.

Ich nannte sie bis vor kurzem »Mörder«, im Wunsch, nicht zu verniedlichen, sondern beim Namen zu nennen, was eine unumstößliche Tatsache ist. Einer meiner Gesprächspartner, Dieter Gurkasch, hat mich eines Besseren belehrt. »Mörder ist keine Berufsbezeichnung wie Kaminkehrer oder Bäcker, denn die meisten unter ihnen haben nur einmal gemordet. Es sind also Menschen, die einen Mord begangen haben.« Das leuchtet mir ein. Wie kann sich jemand entwickeln, ein neues Leben beginnen und ein anderer werden, wenn er lebenslänglich an eine Bezeichnung gefesselt bleibt wie an einen Marterpfahl?

Die Entbindung von dem Stigma des Mörders kann noch weitergehen. Ich habe in der letzten Zeit einen wunderbaren Mail-Freund gewonnen. Er ist ein Kollege von mir und lebt in Spanien: Peter Bourquin. Er hat mir von einem griechischen Arzt und Therapeuten erzählt, der offenbar viel im Bereich von Opfern und Tätern arbeitet. Er nennt die Täter die »Verletzer« und die Opfer die »Verletzten«. Das kommt der inneren Wahrheit eines Mordes sehr nahe. Ich werde diese Termini immer wieder mit einem Gefühl der Befreiung verwenden.

Es gibt verschiedene Arten von Mördern, viele werden nie entdeckt und verfolgt, denn sie sind hochbezahlte und ehrenwerte Mitglieder der Gesellschaft, einer Regierung oder einer Wirtschaftsmacht.

Ich werde manchmal – sehr höflich – gefragt, warum es denn notwendig sei, über das Böse zu schreiben und zu lesen. Aus Sensationsgründen ist es sicher nicht notwendig, über das Böse in ausufernder Fülle zu schreiben, zu lesen oder Bilder dazu zu sehen. Hier in diesem Buch hingegen hat die Dokumentation des Bösen keinen destruktiven, sondern einen heilenden Platz. Mir ist jedes »böse Detail« kostbar. Jede Einzelheit, die ich gehört und aufgeschrieben habe, hat meine innere Welt erweitert. Ich habe jede Einzelheit in mich genommen, sie gespürt und ihr schließlich in meinem Herzen eine Heimat gegeben. Oft unter Tränen, aber immer mit einer tiefen Genugtuung. Was immer ich in mich hineinnahm, in meinem Herzen wurde es leicht und hell. Die Zauberformel »WIR alle sind die Täter, WIR alle sind die Opfer« hat aus mir zunehmend einen glücklichen, weil ganz werdenden Menschen gemacht. Und so wird es weitergehen, wenn ich mich jetzt den Tätern zuwende.

Ich hatte nie vermutet, dass die Abspaltung des Bösen, das in der Welt passiert, uns *so* klein und eng macht. General Clark hat so recht. Es geht darum, dass die ganze Menschheit sich als eine Familie fühlt, sonst sind wir in Gefahr, zu zerbrechen.

Auch werde ich immer wieder gefragt, warum ich nur an Mord interessiert bin, wenn ich mich mit dem Bösen auseinandersetze. Es gibt doch viele andere Wege, Böses zu tun. Das stimmt. Aber ich suche das Böse dort, wo es die größte Vernichtungskraft hat. Dort hoffe ich, am klarsten die menschliche Dynamik hinter der Tat zu erkennen, zu verstehen und den Heilungsweg, der in jeder Tat wohnt, zu finden.

Die Namen meiner Gesprächspartner sind alle anonymisiert, bis auf Dieter Gurkasch, der sein bewältigtes Schicksal mit der Öffentlichkeit zu teilen bereit ist.

10
FREDERIKE UND FREDERIK

In einer Seitenstraße von Los Angeles gleitet ein großes Eisentor quietschend zur Seite, Laurel und ich gehen die Auffahrt entlang. Laurel ist Juristin und Mediatorin in einem Frauengefängnis und hat mir dieses Interview ermöglicht. Eine kräftige Frau kommt uns entgegen, um ihre beeindruckende Mitte ein breiter Ledergurt, an dem ein monströser Schlüsselbund baumelt. Sie empfängt uns zurückhaltend. Wir sind angemeldet. Formalitäten müssen erledigt, Papiere vorgewiesen werden, dann darf Frederike mit uns dieses Areal verlassen. Es ist ein Übergangsheim zwischen dem Gefängnis und der Freiheit.

Bald sitzen wir zu dritt in einem menschenleeren mexikanischen Restaurant und essen Tacos. Frederike ist eine hübsche junge Frau, schlicht gekleidet. Für unser Treffen heute hat sie sich schön gemacht und mit vielen falschen Diamanten behängt. Ihre Augen schauen mich mit großer Wachheit an. Sie ist sehr zielstrebig, hat im Gefängnis eine Ausbildung zur Mediatorin gemacht und will Jura studieren. Sie spricht mit klarer Stimme, in der keine Gefühlsregung zu hören ist. Auch ihr Gesicht bleibt unbewegt. Freundlich distanziert. Laurel hat sich an einen Nebentisch zurückgezogen, wir sind jetzt zu zweit.

Ihre Mutter hat sie nach der Geburt weggegeben, der Vater ist nicht bekannt. Ihre Zieheltern scheinen sehr nett und bemüht zu sein. Ihr Ziehvater ist Psychologe. Innerlich kam sie aber nie bei den Zieheltern an. Ihr Hass auf ihre leibliche Mutter war zu groß. Sie erfuhr mit sechs Jahren von ihrer Adoption. Damals begann sie die Welt zu hassen und wurde in ihrem Hass immer einsamer. Ihre Mitschüler mieden sie, sie hatte keine Freunde.

Mit 16 Jahren traf sie einen jungen Mann, der sich um sie bemühte. Erstmals fühlte sie sich gesehen und geliebt. Bald aber begann er ihr vieles zu verbieten, sie gehorchte, um seine Liebe nicht zu verlieren. Drogen kamen ins Spiel. Er begann, sie zu schlagen und schließlich zu foltern, sie mit Giftschlangen zu bewerfen und sie mit ihnen in einen kleinen Raum zu sperren. Sie wehrte sich nicht, um das, was sie in ihrer emotionalen Verwirrung für seine Liebe hielt, nicht zu verlieren. Sie ließ alles mit sich geschehen, unter dem Einfluss von Drogen war sie willenlos geworden. Sie hatte sich selbst aufgegeben. Ganz. Schließlich wurde sie von ihrem Folterer gezwungen, ihm bei einem Mord zu helfen. Gemeinsam strangulierten sie eine junge Frau. Das war das letzte Mal, dass Frederike ihren Peiniger sah. Beide landeten sehr rasch in unterschiedlichen Gefängnissen. Was zurückblieb, war eine zerstörte, von Angst und Hass gebeutelte Frederike.

Ich frage, wann ihr ihre Tat in vollem Umfang bewusst geworden ist.

»Im Augenblick der Tat wachte ich auf«, sagt sie. Schlagartig war sie sich ihrer Situation und ihres Abstieges bis zur völligen Selbstzerstörung bewusst. Die ersten zehn Jahre im Gefängnis war sie nur verzweifelt und ohne Hoffnung. Aber die Fäden ihres Schicksals fingen sie auf. Sie durfte vom Gefängnis aus eine Schule besuchen und dort traf sie einen jungen Mann. So alt wie sie, auch mit einem Mord im Rucksack. Sie verliebten sich ineinander, aber mit Ende der Schule brach ihr Kontakt ab. Seine Versuche, sie über E-Mail zu erreichen, beantwortete sie nicht. Ihre Angst vor Männern war wieder ins Uferlose gestiegen.

Nach zehn Jahren begegnete sie Laurel und ließ sich von ihr zur Mediatorin ausbilden. Sie war so gut, dass sie bald in den verschiedensten Situationen eingesetzt wurde.

Frederike sagt etwas sehr Interessantes: »Jeder Schwerverbrecher braucht zehn Gefängnisjahre, um zu sich zu kommen und aktiv auf eine hoffnungsvollere Zukunft hinzuarbeiten. Davon hängt dann auch ab, ob jemand ›lebenslänglich‹ bleibt oder irgendwann die Chance bekommt, ein menschenwürdiges und selbstverantwortliches Dasein in Freiheit zu leben.«

Frederike hatte Glück. Ihr Entschluss zu sich selbst war im Augenblick des Mordes ihre Neugeburt. Zehn Jahre später erst war sie imstande, sich selbst so deutlich zu spüren, dass sie bereit war, den Weg ins Leben zurückzuwagen. Laurel kam im besten Augenblick in Frederikes Leben. Vor diesen zehn Jahren hätte Laurel keine Chance gehabt.

Von Laurel weiß ich aber, dass Frederike von Anfang an im Gefängnis sehr wach war. Sie wurde von all ihren Betreuern gefördert und machte sich dadurch viele Neider. Wieder war sie isoliert, wie damals in ihrer Kindheit. Dennoch gab sie nicht auf und kämpfte sich durch, entschlossen, immer mehr sie selbst zu werden. Durch die liebevolle Begleitung von Laurel konnte sie sich auch ihrem Freund aus der Gefängnisschule wieder öffnen. Sie begann auf seine gelegentlichen Mails zu antworten und schließlich wurden sie – auf der E-Mail-Ebene – ein Liebespaar. Und so blieb es, 13 Jahre lang. In dieser Zeit begleitete sie auch ihre Zieheltern mit ihren mediatorischen Fähigkeiten durch deren Scheidungsprozess. Sie tat es gern für sie, denn ihre Zieheltern standen all die Jahre unerschütterlich zu ihr. Die Beziehung zwischen ihnen und Frederike war im Laufe der Ereignisse geheilt. Manchmal muss Schreckliches passieren, damit Menschen zueinander finden. Frederike ist heute von ihrem Hass genesen.

In vier Monaten kommt Frederike frei, Frederik, ihr Freund aus der Schule, ist gerade freigekommen und wartet auf sie. Seit 23 Jahren wartet er auf sie. In der langen Zeit des Schweigens hat ihn seine Liebe und ein berührendes Vertrauen in das Leben getragen.

Frederike ist eine sehr angenehme und scheinbar offene Gesprächspartnerin. Mental scheint sie ihr Leben gut im Griff zu haben. Sie will Karriere machen und aus Armut und Isolation herauskommen. Das wird ihr gelingen.

Aber viele ihrer Sätze sind das Produkt einer therapeutischen Begleitung. Es sind nicht ihre Sätze, ihr Herz bleibt unberührt und meines auch. Sie schaut sehr jung aus und hat die Stimme eines ganz jungen Mädchens. Es scheint, als wäre sie in ihrer emotionalen Entwicklung in dem Augenblick der Tat stehengeblieben. Etwas in ihr hat beschlossen, die Gefühle, die zu ihren Erfahrungen gehören, wegzusperren. Sie kann über die Mordsituation sprechen wie über das Wetter. Sie berichtet, wie sehr sie die Welt gehasst hat. Nichts davon ist zu spüren. Ich frage, wie alt das Mordopfer war, als es starb. »23«, sagt Frederike. »Und wie alt war deine Mutter, als sie dich weggab?« »23«, sagt sie. Falls Frederike in der jungen Frau ihre Mutter umgebracht hat, wird sie vermutlich lange brauchen, um sich das einzugestehen.

Ihr inneres System ist noch nicht so weit, den Schmerz über ihre Tat zuzulassen. Vielleicht wird dieser Bereich ihres Bewusstseins immer verschlossen bleiben, vielleicht wird es sich irgendwann in kleinen Schritten öffnen, nichts ist sicher. Ich vertraue auf den Schutz ihrer inneren Führung und auf ihren Weg als Mensch.

Frederik, ihren Freund aus der Schule, treffe ich am Nachmittag desselben Tages. Er ist vor kurzem entlassen worden und arbeitet bei einer Firma. Es ist sein erster Job in Freiheit, den er gerade begonnen hat.

Wir sind wieder zu dritt, Frederik, Laurel und ich. Wir sitzen in einem abgelegenen Keller der Universität, in der Laurel ihren Ph. D. in Jura gemacht hat. Ein karger Raum, trübes Licht, aber wir sind ungestört. Frederik ist ein großer hagerer Mann mit kahlem Kopf und gelblicher Hautfarbe. Nach 23 Jahren Verschluss hinter Gittern kein Wunder. Die Ahnung eines dunklen Schattens umgibt ihn. Mich fröstelt.

Er ist offen und zugewandt, bereit zu sprechen. Er stammt aus einer Familie, in der sexueller Missbrauch normal ist. Der Vater, ein Wüterich, foltert die Mutter fast täglich – immer vor den Kindern und demütigt seinen einzigen Sohn. Er nennt ihn dumm, feige und unnütz.

Die Familie ist sehr arm, der Vater hat zwei Jobs, um das wenige Geld für seine Familie zusammenzukratzen. Dafür hasst er seine beiden Kinder, die immer hungrig und seinen Überfällen wehrlos ausgeliefert sind. Die gefolterte Mutter schweigt dazu. Mit sieben Jahren beginnt Frederik sich zu schneiden, mit zwölf will er seinen folternden Vater erschießen. Mit geladenem Gewehr lauert er ihm in der Küche auf, seine Schwester aber entdeckt ihn und nimmt ihm das Gewehr weg. Die Geschwister umarmen einander und weinen.

Frederik wird älter, hasst den Vater, hasst sich, hasst die Welt. Dieser Hass isoliert ihn völlig. In seiner einsamen Ratlosigkeit schließt er sich einer Gang an – Drogen und Kriminalität gehören zur Tagesordnung. Frederik macht überall mit, denn er hat den sehnlichen Wunsch nach Zugehörigkeit. Aber auch hier wird er bald als Feigling geächtet. Er ist ein scheuer, sensibler

Mensch und hat unter den Gang-Mitgliedern keine Chance, ernst genommen zu werden.

Eines Tages, er ist gerade 17, geht er mit einem Mädchen spazieren. Sie begegnen einem der Gang-Mitglieder, der mit seinem großen Hund und einem Freund auf sie zukommt. Frederik hat seit jeher Angst vor Hunden, das ist in der Gang bekannt. Der Bursche führt den Hund ganz nah an Frederik heran. Frederik rastet aus, aber verliert seine Geistesgegenwart nicht ganz. Er will den Hundebesitzer erschießen, um endlich allen zu beweisen, wie mutig er ist. Aber er überlegt, wenn er den Hundebesitzer erschießt, dann würde der Hund auf ihn losgehen. In dem Moment wird sein Hirn leer. Der Schießimpuls verselbstständigt sich und er erschießt den Freund des Hundebesitzers. Anschließend rennt Frederik los, nach Hause. Er lebt nach dem Tod des Vaters bei seiner Mutter. Zuhause angekommen, ruft er den Boss der Gang an und erzählt ihm voll Stolz von seiner Heldentat. Der Boss macht ihn nieder und beschimpft ihn, genauso wie sein Vater das immer getan hat. Frederik verbringt die nächsten Stunden auf seinem Bett, schreiend, schluchzend, sich selbst mit Fäusten prügelnd. Dann holt ihn die Polizei.

Im Gefängnis fürchtet er neun Monate lang, seinen Verstand zu verlieren. Bis ihn eines Nachts ein mächtiges Gefühl überwältigt: Die einzige Wirklichkeit besteht aus ihm und Gott. Alles andere ist irreal. Dieses Erlebnis wirkt in ihm erdbebengleich, wie ein erschütternder Traum.

Ab da beginnt sein Weg der Heilung, allerdings nur sehr allmählich. Es dauert Jahre, bis sein Selbsthass erträglich wird. Ich verstehe langsam den Eindruck des Schattens am Beginn unserer Begegnung. Er ist noch nicht ganz aus der Gefahrenzone der Selbstvernichtung entlassen. Ich frage ihn, wen er denn tatsächlich erschossen hat. Seine Antwort kommt prompt: »Meinen Vater«. Wahrscheinlich hat der zwölfjährige Junge seiner Schwester nur scheinbar das Gewehr gegeben. In Wirklichkeit behielt er es die ganze Zeit in seinen Händen und zielte fünf Jahre lang auf seinen Vater.

Frederik kann diesen Blackout im Kopf, der ihn den Schuss hat abfeuern lassen, sehr gut beschreiben. Er tut alles, um solche Blackouts zu vermeiden. Das einzige, was ihm wirklich hilft, ist der zunehmende Kontakt zu Gott und das Bewusstsein, von ihm geliebt zu werden. Ich sage ihm, dass er immer geliebt ist und zwar ganz gleichgültig, was er tut und jemals tat, dass er auch im Augenblick des Mordes bedingungslos geliebt war. Da starrt er mich fassungslos an und schweigt. Dann seufzt er und sagt ganz langsam: »This blows my brain off.« Ich spüre, dass er tief innen begriffen hat, was ich meine und versuche, meine aufsteigenden Tränen zu verbergen. Interessant seine Wortwahl – er fürchtet die ganze Zeit um die Klarheit seines Hirns und jetzt hat ihm mein Satz das angstbesetzte Hirn weggeblasen …

Am Ende unseres Gespräches bedankt er sich für das Geschenk meines Kommentars.

Anders als Frederike ist Frederik mit seinen Gefühlen verbunden und trägt schwer an seinem Schmerz. Sein Gesicht ist älter, als es seinen 40 Jahren entsprechen würde. Er möchte gern Therapeut werden. Ich kann ihn mir gut in diesem Beruf vorstellen. Er fragt mich nach einer Form einer spirituellen Psychotherapie. Ich rate ihm zu Viktor Frankl, Logotherapie und Existenzanalyse.

Es ist schon dunkel, als wir die Universität verlassen. Wir gehen über den Campus und ich übersehe eine Reihe von Stufen, die auf einen Steinplatz hinunterführen. Ich stolpere und beginne zu fallen. Da packen mich zwei kräftige und sichere Hände. Ich stehe wieder, noch immer gehalten. Ich habe es nicht bemerkt, Frederik ist ganz still dicht an meiner Seite gegangen, als wüsste er, wie schlecht ich sehe. Ab da führt er mich behutsam in kleinen Schritten den Rest des Weges zum Auto. Dieser Mann hat mir meine Knochen, vielleicht sogar mein Leben gerettet. Ich kann ihm nicht genug danken.

In den Gesprächen mit den beiden habe ich jeweils den Umkehrpunkt gesucht. Den Augenblick, in dem ihre Seele aufgewacht ist und eine neue Richtung eingeschlagen hat. So kann ich ihr Schicksal besser verstehen. Beide haben 17 Jahre lang unmenschlich gelitten und aus diesem Leid heraus todbringend reagiert. Katastrophe bedeutet im Griechischen »Umkehr«. Dieser Begriff kommt von den Wagenrennen. In der elliptischen Bahn einer Arena steuert der Wagen am jeweiligen Ende der Ellipse auf eine Umkehr der Bahn zu. Er muss bis zum Ende fahren, damit die Umkehr möglich ist. So will es die Bahn. Und so scheint es auch das Schicksal zu wollen. Immer wieder beobachte ich Leben, die bis in die Katastrophe hinein gelebt werden wollen, damit eine Umkehr und damit eine Neugeburt geschehen kann. Die Katastrophe ist also die Rettung. So auch bei Frederike und Frederik. Sie wachte im Augenblick der Tat auf, Frederik erlebte neun Monate später im Gefängnis eine Art Metanoia, Sinnesänderung, in der sich ihm die Liebe Gottes offenbarte. Diese Liebe will er in seiner Arbeit mit Menschen weitergeben. Zurzeit heilt er gemeinsam mit Frederike in dem Raum dieser Liebe. Es ist leichter, Liebe zu geben, als sie sich selbst zuzugestehen.

Frederik kann es kaum erwarten, dass Frederike freikommt. Die beiden wollen als Paar zusammen leben – endlich. Ich wünsche ihnen alles Glück dieser Erde.

Ich habe ihre Decknamen so ähnlich gewählt, weil die beiden zutiefst zusammengehören. Im selben Alter geschieht ihnen das

Entsetzen des Mordes, sie treffen sich in derselben Schule und bleiben 23 Jahre lang seelisch verbunden. Frederik hält die Verbindung, Fredrike kann das noch nicht. Ihre Erfahrung mit einem Mann ist weit jenseits des Erträglichen gewesen. In der ruhigen, liebevollen Beständigkeit von Frederik kann sie heilen. Wie werden die beiden ihre alltägliche Realität bewältigen? Sie treffen sich ja manchmal, denn Frederike hat immer wieder Ausgang. Laurel erzählt, dass sie unendlich behutsam und vorsichtig miteinander umgehen. Sie wissen um die Wunde, die ihnen ihre Tat geschlagen hat. Und sie wissen auch, wie sie damit umzugehen haben. Frederike bleibt noch im Schutz ihres analytischen Verstandes, Frederik lässt seine Gefühle behutsam frei. Sie wird durch ihn lernen. Beide wollen für Menschen, denen ähnliches widerfahren ist, da sein. Frederike als Juristin und Mediatorin, Frederik als Psychotherapeut. Noch haben sie kein Geld für ihr Studium, aber sie vertrauen darauf, dass sie es eines Tages mit ihrer Arbeit verdient haben werden. Sie haben in ihrem Leben schon so viel überlebt, sie werden auch das schaffen. Gemeinsam, so wünsche ich es ihnen. Es sind zwei kostbare Menschen, an die ich mit großer Wärme zurückdenke.

Seit unseren Gesprächen sind eineinhalb Jahre vergangen. Die beiden sind in meinem Herzen geblieben und das hält unsere Verbindung aufrecht. Inzwischen sind sie glücklich verheiratet, kirchlich, wie sie betonen, und Frederike erwartet einen Sohn.

Bei einem Besuch in Taizé sagte der französische Philosoph Paul Ricœur: »Die Güte ist tiefer als das tiefste Übel. Wie radikal das Böse auch sein mag, es ist nicht so tief wie die Güte.«

So sehr mich das Schicksal der beiden berührt, taucht dennoch irgendwann die Frage nach den Opfern und ihren Familien auf. Mussten die beiden Opfer sterben, damit Frederike und Frederik ihren Weg gehen können? Das Bild ist nicht vollständig. Wo in dieser Geschichte finde ich die Opfer? Lange spüre ich dieser Frage nach. Nicht nur Opfer und Täter gehören zum selben System, da gibt es noch die Familien der Täter und die Familien der Opfer. Nur wenn all diese Menschen mit einbezogen sind, ist das Bild vollständig. Mich beschäftigt diese Frage weiter – hier in dem Buch gebe ich den Tätern die Hauptrolle, denn sie sind es, die ausgeschlossen sind. Zwischen ihnen und dem Rest der Bevölkerung klafft ein scheinbar unüberwindbarer Abgrund. Ich weiß, dass es immer wieder sehr eindrucksvolle Ansätze gibt, diese Kluft zu schließen und allen Beteiligten den ihnen gebührenden Platz zu geben.

In mir formuliert sich ein Anliegen an die Gesellschaft: Alle Beteiligten eines solchen Systems sollten begleitet sein und in der Würde ihres Schicksals gesehen, verstanden und angenommen werden. Ist das Traumtänzerei …? Oder könnte es realistische Wege zu diesem Ziel geben?

11

EIN TAG HINTER MAUERN

Im Morgengrauen rollt der Wagen an frühlingsfrischen Wiesen und leuchtend gelben Rapsfeldern vorbei, am Steuer neben mir sitzt Markus, er ist evangelischer Pfarrer. Hie und da fällt ein Wort. Ich lasse meinen Blick über die Landschaft wandern, kleine Dörfer sind über die Wiesen gestreut, auf den Hügeln am Horizont ruhen Burgen in ihrer Vergangenheit und sehen aus, als wären sie aus einem Märchenbuch gefallen. In mir ist es still und friedlich, ich denke an nichts. Sehr entspannend.

Schließlich halten wir vor einem weitläufigen Gebäude, es könnte ein gediegenes Hotel sein oder ein mächtiger Gutshof. Irgendwo ragt ein Kirchturm aus der Dachlandschaft.

An der Pforte muss ich meine Handtasche einschließlich Handy zurücklassen und dann durch eine Schleuse gehen. Bin ich auf einem Flugplatz? Nein, in einem Gefängnis. Nach der ersten Schrecksekunde, dass ich meiner persönlichen Dinge entledigt werde, beginne ich mich herrlich zu fühlen. Den ganzen Tag wird mein Handy nicht läuten, was für eine Befreiung – und das in einem Gefängnis! Eine strenge Dame hinter einer Glasscheibe fragt nach meinem Anliegen und auch nach meiner Person. Ich merke, wie etwas in mir stramm steht, während ich antworte. Ich spreche mit einer sanften Stimme, um die strenge Dame friedlich zu stimmen. Erfolglos.

Wachbeamte in schwarzer Uniform mit der diskreten Pistole am Gürtel tauchen auf und verschwinden wieder, sitzen an Schreibtischen und einer von ihnen öffnet mir die Glastüre zu einer Gesprächskoje, in der ich meine Gesprächspartner treffen werde. Ich bin hier, um mit Insassen für mein Buch Interviews zu machen, die freundlicherweise bereit sind, mir von sich zu erzählen. Das ist nicht selbstverständlich. Die Männer, die hier sind, haben »lebenslänglich« bekommen. Sie haben einen Mord begangen. Ich spreche mit ihnen und höre zu, nicht um zu urteilen, sondern um zu verstehen.

Frank ist mein erster Gesprächspartner, ein großer, kräftiger Mann mit einem jungenhaften Gesicht. Das Gericht sagt, dass er das kleine Kind seiner Freundin umgebracht hat. Er weiß, dass er unschuldig ist. Ich glaube ihm. Aber was er nicht weiß, für wen er die Strafe »lebenslang« absitzt. Er versucht das immer wieder herauszubekommen, bisher ohne Erfolg.

Frank ist in einer sehr frommen Familie aufgewachsen. Es herrschte ein strenges Gottesbild, das den Lebensimpulsen wenig Raum ließ. Seine Großmutter hatte ihn immer ermahnt, nie zurückzuschlagen, wenn er von anderen Jungen geprügelt wurde. Sie hatte Angst davor, dass er zu fest zuschlagen und Schaden anrichten könnte. Frank folgte ihrem Rat und wurde ein scheuer, eher zurückgezogener Junge. Er liebt Kinder und der Tod eines kleinen Kindes hat ihn hinter Gitter gebracht. Er, der nie zuschlagen konnte, sitzt lebenslänglich für irgendjemanden, der sehr wohl zugeschlagen und zugepackt hat. Ich schaue in sein Gesicht, während er mir erzählt, dass sein innerer Weg zu Gott ihm hilft zu überleben. Aber in der Nacht rast sein Herz und sein Dasein wird unerträglich. Wir sprechen von Übungen, die sein

Herz beruhigen könnten. Panik erfasst ihn immer wieder. Ich erzähle ihm von meinen Erfahrungen, dass im Zentrum der Angst die Liebe wohnt. Die Liebe, in der wir alle geborgen sind. Sein Gesicht wird ganz weich. Etwas in mir glaubt zu wissen, dass dieser Mann freikommen wird. Seine Familie besucht ihn oft, sein Vater kämpft um seine Freilassung, um Gerechtigkeit für seinen Sohn. Markus Fellinger, der evangelische Seelsorger in diesem Haus, hat mir den Kontakt zu meinen Gesprächspartnern ermöglicht. Er begleitet die Menschen hier mit seiner ruhigen, klugen und herzenswarmen Präsenz. So begleitet er auch Frank und hilft ihm zu überleben.

Frank und ich überlegen uns, was sein Schicksal von ihm will, warum wird er hier festgehalten? Hat er hier noch etwas zu lernen? Wir müssen nicht lange suchen. Wenn er von Menschen spricht, die ihm sehr fremd sind, wird seine Stimme ablehnend. So geht es nicht. Auch Fremde sind Menschen – genauso wie er. Fremde haben ein anderes Schicksal als er. Frank hat sich selbst tief verletzt, indem er die Beziehung zu der Mutter des Kindes eingegangen ist. Auch die Fremden und Abgelehnten tragen ihre Verletzungen mit sich und sind davon gezeichnet. Unterschiedliche Menschen – unterschiedliche Schicksale – unterschiedliche Erfahrungen – unterschiedliche Wunden. Aber alle sind gleichermaßen von der Liebe der Schöpfung getragen, unterschiedslos geliebt und angenommen. Angenommen mit allem, was sie ausmacht. Er beginnt zu verstehen. Sein Lächeln zum Abschied sagt mir, dass meine Worte bei ihm angekommen sind. Ich vertraue seinem Weg.

Gerhard hat ein ganz offenes Gesicht, einen kräftigen Körperbau und ein klares Bewusstsein seiner Tat. Er spricht ganz ruhig darüber, als hätte er sich in dieser Tat angenommen. Er hat seinen

Schwiegervater erstochen, in einem alkoholisierten Augenblick der schwarzen Wut. Sein Leben hat eine einfache Logik. Er ist in einer Familie aufgewachsen, in der sehr viel Alkohol und brutale Gewalt an der Tagesordnung waren. Er tat nichts anderes als den Lebensstil, der ihm vertraut war, weiter zu leben. Es schien seine Normalität. Er war Ofensetzer. Dieser geschlagene und schlagende Mensch baute wärmende Orte für andere Menschen. Was für ein schöner Beruf, was für eine schöne Metapher. Hier im Gefängnis werden keine Öfen gebraucht, hier legt er Kacheln und Pflastersteine.

Ursprünglich kam er wegen eines Drogendeliktes ins Gefängnis. Eines Tages konnte er fliehen und rief seine Lebensgefährtin an. Er wollte sie heimlich sehen, bevor er das Land verließ. Sie war in seine Drogengeschichten involviert, sie wusste alles. Sie versprach, ihn allein zu erwarten. Als er in ihrer Wohnung ankam, war sie nicht da. Aber ihr Vater erwartete Gerhard. Er fiel über ihn her und begann ihn zu würgen. Gerhard stach zu und floh. Schwer alkoholisiert stieg er ins Auto und fuhr in Richtung Berlin. Er hatte einen Schutzengel, irgendwie brachte ihn das Auto fast bis Berlin. Da schlief er am Straßenrand ein. Als er aufwachte, war er nüchtern. Seine Tat überfiel ihn mit ganzer Wucht. Bisher wollte er nur weiterkommen, die Geschehnisse zu Hause gehörten in ein anderes Leben. Ein Leben, mit dem er nichts zu tun hatte. Jetzt begriff er schmerzhaft, dass es sich um sein eigenes Leben handelte. Da wendete er sein Auto, um sich zu stellen.

Auf dem Weg zurück hörte er im Radio, dass die Leiche entdeckt worden war und man nach ihm suchte. Bald hatten sie ihn und jetzt ist er hier, hinter den hohen Mauern, schon sehr lange. Lebenslänglich. Er ist froh und dankbar über psychologische Begleitung, die er gern und oft in Anspruch nimmt. Er arbeitet mit großem Eifer an seiner Entwicklung. Das ist berührend und sehr spürbar. Er strahlt eine sanfte Ruhe aus und etwas wie eine innere Ordnung. In seinen Augen ist viel Wärme zu sehen. Ist dieser Mann dabei, sich in einen wärmenden Kachelofen zu verwandeln? Ein Ofensetzer seiner selbst? Musste er in grausamer menschlicher Kälte aufwachsen und einen Mord begehen, um ein friedlicher Mensch zu werden? Was für ein Lebensentwurf – oder war es Glück? Es hätte ganz anders ausgehen können. Wenn sein Schwiegervater schneller und stärker gewesen wäre, dann wäre Gerhard jetzt tot und sein Schwiegervater hinter Gittern. Zwei Lebensstränge haben sich kurz vereint, zwei Seelen haben beschlossen, wer von ihnen geht und wer bleibt – vielleicht war es so, vielleicht auch nicht.

Zum Abschied sagt Gerhard zu mir: »Und wenn Sie etwas brauchen, dann bin ich für Sie da ...« Ich habe ihn mir mitgenommen, diesen Satz.

Walter hat etwas Zerbrechliches, Verletztes an sich. Er ist zurückhaltend und seine Aussagen sind knapp. Seine vielen Gefängnisjahre hat er angenommen. Es stimmt für ihn. »Ja«, nickt er, »ich habe einen Mord begangen und jetzt bin ich hier. Das passt.« Keine Diskussion. Wir kommen auf Umwegen ins Gespräch, streifen verschiedene Themen und langsam schält sich sein Beziehungsschicksal heraus. Zweimal verheiratet, beide Frauen wenden sich schließlich gegen ihn, verwehren ihm den Zugang zu den Kindern. Einmal hat er es ausgehalten, ein zweites Mal nicht. Während ich Walter zuhöre, frage ich mich, was er dazu tat, dass seine beiden Frauen in ähnlicher Weise auf ihn reagierten. Darauf bekomme ich keine Antwort. Seine zweite Frau hatte offenbar eine besondere Begabung, ihn in Rage und Verzweiflung zu bringen. Sie manipulierte ihn über die Kinder, führte ihn in die Irre und übersah dabei, dass der Mann längst jenseits seiner Toleranzgrenze war.

Er hatte seine Frau geliebt, jetzt hasst er sie abgrundtief. Sie spielte ihr Spiel weiter, hohnlachend machte sie einen Narren aus ihm. Er war verzweifelt, konnte über Monate nicht mehr schlafen und wurde krank. Sie demütigte ihn so lange, bis etwas in ihm zerbrach. Seine Kinder bekam er nicht zu sehen. Da schliff er eines Tages sein Messer und ging zu ihr – sozusagen, um ihr die letzte Chance zu geben. Sie hatte ihm die Kinder versprochen, aber sie waren wieder einmal nicht da. Er wandte sich zum Gehen und ließ das Messer in der Tasche. An der Haustür drehte er sich ein letztes Mal um. Da begegnete er ihrem höhnischen Grinsen. Er war schon auf der Straße vor dem Haus. Er zog das Messer und stach zu. Die Frau fiel zu Boden und gleichzeitig fielen Zentnergewichte von ihm ab. Seine Verzweiflung, sein Ausgeliefertsein, das alles war jetzt vorbei. Er stand da neben ihr, frei und leicht. Ein Passant wurde Zeuge der Tat. Walter zog aus seiner Hosentasche Handschellen, und bat den Mann, die Polizei zu rufen und ihm die Handschellen anzulegen. Der Mann stellte sich begreiflicherweise etwas hilflos an mit den Handschellen. Walter erklärte es ihm. Er verschränkte seine Arme hinter dem Rücken und zeigte, wie man fachgerecht Handschellen um Handgelenke bringt.

Jetzt muss ich etwas Furchtbares gestehen. Ich hörte die Schilderung und lachte schallend. Walter hatte einen seltsamen Witz in seiner Erzählung und allein seine vorsorgliche Ausstattung mit stilgerechten Requisiten hatte eine unwiderstehliche Komik. Ich fragte ihn, wo er denn die Handschellen her hatte. »Von einem Maskenfest«, sagte er. »Waren sie aus Pappe?«, fragte ich. »Nein, sie waren ganz echt, sogar mit Schlüssel.« Ich konnte nicht aufhören zu lachen. Ich saß in einer Theaterloge und wohnte einer Operettenaufführung bei.

Was war geschehen? Ich war offenbar in das emotionale System von Walter geraten. Ich vergaß die Leiche und teilte seine Freude und Erleichterung. Aber nicht nur das. Mein Hirn und mein Herz blendeten den Mord an der Frau total aus. Wie ist das möglich? Erst ziemlich lange nach dem Gespräch wird mir mein fatales Lachen schlagartig bewusst. Ich glaube, ich beginne etwas über die inneren Abläufe in Menschen zu ahnen, die einen Mord begehen. Meine persönliche Situation ist zwar eine ganz andere, aber der innere Ablauf könnte ein ähnlicher sein. Verstand und Herz werden kurzfristig ausgeschaltet zugunsten eines Augenblicks der Tat. In meinem Fall war die Tat mein Lachen.

Das ist ein Phänomen, das ich von meinen Gesprächspartnern immer wieder beschrieben bekommen habe. Ein Augenblick der Nacht und dann das furchtbare Erwachen. Wahrscheinlich müssen Herz und Verstand ausgeschaltet werden, sonst ist es nicht möglich zu töten. Ich versuche etwas für mich zu verstehen. Morde sind oft von Hass, Wut, Gier, Angst oder kaltem Kalkül begleitet. Das sind natürlich Gefühle. Aber für mich kommen sie nicht aus dem Herzen, sondern aus dem Bauch oder aus einem kranken Hirn. Ich mache aus meinem Lach-Erlebnis ein Testverfahren. Ich erzähle es vielen Leuten – ohne Beschönigung, um einen Querschnitt möglicher Reaktionen zu bekommen. Vielleicht will ich wissen, was in diesem Fall »normal« ist. Ungefähr 30 Prozent lachen, so wie ich gelacht habe. 40 Prozent sind etwas peinlich berührt, aber sie versuchen, mich zu verstehen. Wortreich versuchen sie über die Klippen zu kommen, aber meistens stranden sie an der Küste der Ratlosigkeit. Und circa 30 Prozent senken den Blick und schweigen. Sie denken sich ihren Teil, aber sie sagen ihn mir nicht. Leider.

Walter hatte den Mord geplant, also hatte er seinen Verstand mit dabei. Dann zögerte er, der Verstand war also noch zur Verfügung. Aber schließlich drehte er sich um und sah das höhnische Grinsen. Da setzten der Verstand und das Herz aus. Die Wut im Bauch übernahm das Messer. Sein Augenblick der Nacht mündete im Licht des Tages. Befreiung statt Verzweiflung, Gesundheit statt Krankheit, Frieden statt Kampf. Ja, so kann es auch gehen.

»Warum haben Sie Ihre Frau tatsächlich umgebracht?«, frage ich ihn. »Damit ich meine Kinder bekomme.« Das war der verhängnisvolle Trugschluss. Im Moment der Nacht, die den Verstand verdunkelt, fallen alle Alternativen weg. Der Zug rast auf einen einzigen Punkt zu und es ist der falsche Punkt. Ich kann mir vorstellen, dass Selbstmorde ähnlich gesteuert ablaufen. Es ist Nacht, es ist nichts mehr zu sehen oder zu erkennen, der Tod ist der einzige Ausweg.

Walter darf seine Kinder nicht sehen, ihnen nicht schreiben, nicht mit ihnen telefonieren. Die Buben sind jetzt sechs und acht. Der Mord geschah vor drei Jahren. Walter bekommt eine brüchige Stimme, wenn er von seiner Sehnsucht nach den Kindern spricht. Von dem entsetzlichen Schmerz, sie nicht aufwachsen zu sehen, sie nicht begleiten zu können. Er möchte 80 Jahre werden, dann wird er vielleicht entlassen und kann endlich alles für seine Kinder tun. Bis dahin ist es noch lang. Er ist gespalten zwischen zwei Polen. Die tiefe, verzweifelte Sehnsucht nach seinen Kindern und die innere Befreiung durch den Tod seiner Frau. Er fühlt sich gut, er schläft wunderbar, der Mord hat gestimmt. Man könnte diese etwas ungewöhnliche Haltung eines Mörders pathologisieren, von monströser Verdrängung, krankhafter Abspaltung sprechen … Ich bin dagegen. Ich bin hier nicht als Psychotherapeutin, sondern als Zuhörerin. Ich respektiere die unendlich vielen Spielarten des menschlichen Geistes. Was ist schon normal? Vielleicht ist es normal, sich zu freuen, wenn man sich von einer unerträglichen Last befreit hat? Oder vielleicht ist der Schmerz um die Kinder ein versteckter Kanal für den Schmerz über die Wunde, die Walter sich selbst durch seine Tat zugefügt hat? Ich lasse es bei ihm. Er hat das Recht auf seine Gefühle und Lösungsstrategien. Er hat sehr lange Zeit, damit umzugehen und ich wünsche ihm alles Gute.

Ich stehe am Fenster im Büro von Markus Fellinger. Das Fenster ist vergittert, knapp davor eine übermannshohe Mauer, die sich am oberen Rand nach innen krümmt und mit Stacheldraht bewehrt ist. Dahinter die Krone eines blühenden Kastanienbaumes. Ich versuche mich in die Situation der lebenslänglichen Menschen hier im Haus zu versetzen. Zeilen aus »meinem« Gedicht von Rilke fallen mir ein, die mich durch dieses Buch begleiten:

> »Von deinen Sinnen hinaus gesandt,
> geh bis an deiner Sehnsucht Rand.
> Lass dir alles geschehen, Schönheit und Schrecken.
> Man muss nur gehen, kein Gefühl ist das fernste …«

Das gilt für die Bewohner dieses Hauses und es gilt auch für mich. Für die Bewohner hier ist diese Mauer der Sehnsucht Rand. Weiter geht es nicht. Nie werden sie unter dem Kastanienbaum stehen, durch seine Krone in den Himmel schauen, oder in seinem Schatten ruhen dürfen. Vielleicht, wenn sie 80 sind und das Leben, das sie nicht gelebt haben, hinter ihnen liegt. Sie werden immer nur die Krone des Baumes sehen. Ihr Geist, ihr Herz, alles in ihnen muss immer aufs Neue Abstand nehmen und sich zurückziehen auf das, was ihnen das Dasein hier möglich – aber auch unmöglich macht. Was für eine Schulung der Bescheidung! Lebenslänglich … dieses Wort verfolgt mich. Diese Menschen haben sich alles geschehen lassen, vor allem den Schrecken, und sie haben die fernsten Gefühle erfahren. Mit der Komposition so eines Lebens zurechtzukommen und daraus – hoffentlich – irgendwann einen inneren Gewinn zu ziehen, das ist eine gewaltige Herausforderung. Es wird auch einige unter ihnen geben, die keinen Gewinn haben und nichts suchen. Die Leistung dieser Menschen aber ist, ihr Nicht-Tun, ihr Nicht-Suchen und -Finden zu ertragen. Ihre Würde liegt in der Selbstaufgabe. Es ist ihre Wahl, sie haben das Recht dazu.

Ich bin hier, weil ich glaube, im Augenblick in der Nähe meiner Sehnsucht Rand angekommen zu sein. Mein inneres Bild ist, dass wir diesen Rand nie erreichen. Wenn wir uns nähern, ja uns ihm ganz nahe wähnen, dann weitet er sich fast unmerklich aus. Wir gehen ihm nach und wieder erreichen wir ihn nicht. So lockt und führt er uns in eine Weite, die wir nie erfassen werden, die wir aber in uns tragen. Als Ahnung, vielleicht auch als Erinnerung. Ich lasse alles geschehen – schon sehr lange. Bewusst aber noch einmal, seit sich in mir dieses Buch schreibt. Schönheit und Schrecken – das eine gibt es nicht ohne das andere. Kein Gefühl ist das fernste, denn der Rand meiner Sehnsucht nach Verstehen nimmt mich mit, weit hinaus in den nicht auslotbaren Raum. In mir ist eine unstillbare Sehnsucht, uns Menschen an dem äußersten Rand unserer Existenz zu erfahren. In unserem Ausgeliefertsein und unserem mächtigen Potenzial, das aufwachen kann, wenn alles scheinbar zu Ende ist. Ich gehe mit in die Dunkelheit und weiß, dass ich dort der Liebe begegne, aus der wir entstanden sind. Sie kommt mir in verschiedenen Verkleidungen aus jedem Menschen entgegen, wenn ich wach dafür bin. Jeder meiner Gesprächspartner für dieses Buch erzählt mir von seiner Nacht, und in dieser Nacht sehe ich sein Licht leuchten. Deswegen bin ich hier.

Jetzt gehen Markus und ich durch gewundene Gänge und viele Gittertore, die er mit riesigen Schlüsseln aufsperrt und wieder schließt. Der Klang von schwerem Metall, das aufeinander fällt, begleitet uns durch öde Räume. Kein Mensch ist zu sehen, unsere Schritte verhallen in der Leere. Schließlich öffnet sich vor uns der Vorraum zur Anstaltskirche, in dem eine große Gruppe schweigender Männer auf Markus wartet. Wir gehen auf sie zu und ich habe plötzlich ein eigenartiges Bild. Ich sehe mitten unter diesen vielen Männern schemenhafte Gestalten. Durchsichtige Trugbilder. Das bringt in die Gruppe ein seltsames optisches Durcheinander. Ich verstehe es nicht und gehe ratlos weiter. Ein paar Tage später wache ich mitten in der Nacht auf und glaube, die Erklärung für diese schemenhaften Gestalten zu haben. Es sind die Mordopfer. Die Männer unter ihnen, die gemordet haben, werden vermutlich bis an ihr Lebensende in dichter Begleitung ihrer toten Opfer leben müssen. Das ist mir schon in den Gesprächen entgegengekommen. So werden Täter zu Opfern ihrer Tat und Opfer werden zu Tätern in ihrer unausweichlichen Präsenz.

Die Kirche ist überraschend weitläufig und ansprechend. Ich setze mich auf der linken Seite in eine Bank. Langsam kommen die Männer in den Raum und finden auf der rechten Seite ihre Plätze. Im Mittelgang zwischen mir und den Männern gehen Wachbeamte auf und ab. Wen schützen sie? Die Männer vor sich selbst? Wahrscheinlich ist es ihre Pflicht, dieses Wachehalten. Notwendig scheint es nicht zu sein. Es ist so friedlich hier mit uns allen. Rechts neben dem Altar steht die Musikgruppe mit Instrumenten und Verstärkern. Markus steht vorne und beginnt, uns anzusprechen. Mit einer wohltuend ruhigen Stimme. Eine sanfte, weiche Stille geht von Markus aus. Sie umfängt uns alle. Ich fühle mich wohl und geborgen. Durch die hohen Kirchenfenster fällt Sonnenlicht auf die Männer in ihren Bankreihen. Die Doppelbilder sind verschwunden, hier sitzen stille Menschen im Licht. Ich weiß nicht, wer der Natur die Regieanweisungen gibt, aber immer wieder spielt sie dort mit, wo es notwendig ist, uns etwas deutlich zu machen. Heute ist es ein weit aufgefächerter Sonnenstrahl. Ich bin ganz versunken in den Anblick dieser sonnenüberstrahlten Männer. Die Musikgruppe spielt jetzt mit viel Schwung und kräftige Stimmen singen die angegebenen Lieder. Die Männer in den Bänken hören schweigend zu. Dann geht einer von ihnen nach vorne und liest einen erschütternden Abschiedsbrief an einen Mithäftling, der heute Früh in seiner Zelle tot aufgefunden wurde. Eine Lungenembolie. Die Trauer breitet sich im Raum aus wie ein sich langsam entfaltendes dunkles Tuch.

Und dann geschieht es. Die Musikgruppe schweigt und aus den Kehlen der vielen Männer klingt das Kyrie eleison – eine schlichte, wunderbare, immer wiederkehrende Melodie. Ich höre verzaubert zu. Es sind dieselben Männer, die noch vor kurzem von ihren Toten begleitet, zusammengedrängt im Vorraum der Kirche standen. Jetzt sitzen sie im Sonnenlicht und singen mit weichen Stimmen ganz reine Töne, die voll der Andacht sind. Wo sind ihre Schatten? Hier, in diesem Kyrie eleison, geschieht Reinigung und Heilung. Gottseidank sieht mich niemand hier in meiner Bank, denn mir laufen die Tränen der Rührung über mein Gesicht. Die Verwandlung der Menschen da drüben in ihren Bänken berührt mich tief, und ich beginne ganz leise mitzusingen. Am liebsten würde ich drüben bei den Männern sitzen, aber die Wachbeamten im Mittelgang hätten vermutlich etwas dagegen. So lasse ich nur mein Herz zu ihnen hinüberwandern.

Irgendwann geben sich alle die Hände und sagen »Der Friede sei mit dir«. Ja, weiß Gott, der Friede sei mit ihnen. Einer von ihnen steht auf, kommt zu mir herüber und gibt mir die Hand – »Der Friede sei mit dir.« Ja, auch mit mir … Das ist eine schöne, Geste, danke dafür.

Pfarrer Markus Fellinger hält eine Predigt. Seine Worte sprechen von Neuanfang und Hoffnung. Sie klingen in den Raum, ohne die Stille zu unterbrechen. Ich spüre, wie diese Worte bei uns allen ankommen.

Im Anschluss an den Gottesdienst trifft man sich noch in der Sakristei. Einige Insassen kochen und servieren Kaffee. Ich vertrage keinen Kaffee und bekomme, liebevoll serviert, eine Tasse Kräutertee. Ich unterhalte mich mit einigen der Männer und höre eine weitere Geschichte, die noch aus frischen Wunden blutet. Der Mann beschreibt ganz genau den Augenblick der bewusstlosen Finsternis, in dem er zugestochen hat und ebenso das schockartige Aufwachen und Erkennen. Der bittere Schmerz in seinem Herzen, dem er täglich neu begegnet, macht ihn zum Opfer – lebenslänglich.

Ich höre Gelächter und muntere Stimmen rund um den Kaffeetisch. Diese Szene könnte überall auf der Welt stattfinden. Hingegen all das, was ich heute erlebt und erfahren habe, gibt es nur hinter hohen Mauern, von der Welt abgeschieden und vergessen. Nein, nicht ganz vergessen … immer wieder mit Dankbarkeit erinnert.

12

EIN LEBENSBOGEN ZWISCHEN HÖLLE UND HIMMEL

Ich habe von Dieter Gurkasch durch einen Zeitungsartikel erfahren. Erst nach einiger Zeit habe ich mich zu diesem Interview entschlossen, weil ich die Hoffnung hatte, von einem sehr reflektierten Menschen genaue »Wegbeschreibungen« zu bekommen, wie man Mörder wird, und wie man aus dem Abgrund wieder herauskommt. Meine Erwartung ist aufgegangen, seine Wegbeschreibung ist exemplarisch. Daher bringe ich sie hier weitgehend ungekürzt.

Nach längerem Suchen habe ich ihn in Hamburg gefunden. Wir hatten einen Skype-Termin vereinbart.

Ich sitze vor dem Bildschirm und öffne mein Skype. An dem Abend sehe ich besonders schlecht und merke nicht, dass ich vergessen habe, die Kamera anzuklicken. Sein Anruf kommt herein und ich sehe nur sein Skype-Symbol am Schirm. Ganz blöd rufe ich in meinen Computer: »Sind Sie da?« »Wo soll ich denn sonst sein?«, sagt das Symbol zu mir mit gereizter Stimme. Das fängt ja gut an, denke ich und dann bellt das Symbol: »Sie haben Ihre Kamera nicht eingeschaltet.«

Gleich darauf sitzen wir einander gegenüber, rücken uns zurecht auf unseren Sesseln und nach ein paar Begrüßungsfloskeln, die uns nicht näher bringen, kommt meine erste, sehr direkte

Frage, die er sich in einer sehr guten, gelassenen Weise gefallen lässt und beantwortet:

CL: Wie kommt es, dass man einen Mord begeht? Dieser Weg ist ja nicht bei jedem gleich und auch nicht vorgegeben. Ist es ein langsam wachsender Prozess in einem Menschen oder ist es ein plötzlicher Überfall … auf sich selbst?

DG: Ich kann ja nur für mich sprechen. Bei mir ist es ein sehr langer Weg der inneren Verrohung gewesen, der mit großer Verzweiflung einhergeht.

CL: Was war der Grund für diese innere Verrohung?

DG: Es ist ja letztlich immer dasselbe. Der Gedanke, nicht geliebt zu werden. Das ist ein Trugschluss, der weltimmanent ist. Einerseits glauben wir alle, dass wir auf Zuwendung von außen angewiesen sind, was wir im Letzten nicht sind. Andererseits sind wir soziale Wesen und brauchen soziale Kontakte. Wir sind als Kinder sehr abhängig von der Zuwendung unserer Eltern. Und da passieren Brüche, die ja nahezu jedem passieren. Wir werden alle von der Liebe weg erzogen. Zuwendung wird als Erziehungsmittel benutzt: Du musst so und so sein, damit wir dich lieb haben können. Das ist das große Dilemma aller Gesellschaften, weil dadurch die Liebe ein paar Stufen runtergesetzt wird, auf eine Handelsbeziehung. Das ist dann das, was wir später, im Lauf unseres Lebens wieder ausgleichen müssen. Bei mir hat das nicht so richtig funktioniert. Ich habe versucht, bis in meine Pubertät hinein durch mein Verhalten zu gefallen. Ich habe immer mehr versucht, mich den von mir vorgestellten Anforderungen anzupassen. Bis ich an dem Punkt war, wo ich festgestellt habe, dass meine Versuche, egal wie sehr ich bemüht war, gegen mich selbst zu kämpfen, nicht ausreichten. Da bin ich für mich zu der Erkenntnis gekommen, dass ich eh nicht geliebt werde. Dass die Menschen, die Eltern und die anderen, mich nicht lieben wollen.

Ich habe mich entschlossen, wenigstens die nächst niedrige Stufe zu bekommen, Anerkennung und Respekt. Respekt wird ja immer mehr mit Angst verwechselt. Daher habe ich mich entschlossen, den Menschen immer mehr Angst zu machen.

CL: Das ist eine klare Strategie. Wie haben Sie das gemacht?

DG: Ich bin immer brutaler, immer grober geworden, habe da immer mehr Energie hineingelegt, damit man mich respektiert und sieht, dass ich der unglaublich harte Kerl bin. Ich habe Angst um mich herum erzeugt und dadurch eine scheinbare Form von Respekt bekommen.

CL: Und Aufmerksamkeit.

DG: Die Aufmerksamkeit war mir nicht so wichtig. Wichtig war, ernst genommen zu werden. Je brutaler, gewalttätiger und konsequenter ich wurde, desto mehr wurde ich ernst genommen.

CL: Ernst genommen im Sinne von Bestrafung und Ausschluss oder wie sonst?

DG: Ich habe mit zwölf schon aufgehört, ernsthaft mit meinen Eltern zu reden.

Ich bin berührt und dankbar, wie schnell sich Dieter Gurkasch nach unserem etwas spröden Einstieg öffnen kann. Gerne stelle ich meine nächste Frage.

CL: Haben Sie Geschwister?

DG: Ja, eine ältere Schwester, die ist den anderen Weg gegangen. Sie hat durch Anpassung versucht, Anerkennung zu bekommen. Ich bin in die Rebellion gegangen und sie ist in das Strebertum gegangen.

CL: Wie haben Ihre Eltern auf Ihren Verrohungsprozess reagiert?

DG: Zuerst haben sie es gar nicht mitgekriegt, weil ich stellenweise den Schein aufrechterhalten konnte. Als sie es dann mitgekriegt haben, waren sie total verzweifelt, und das hat in mir eine tiefe innere Befriedigung erzeugt. Ich war an einem Punkt, wo sie nicht mehr weiterwussten. Und die Stürme, die dann über mich hereingebrochen sind, konnte ich lächelnd nehmen im Bewusstsein, dass sie in totaler Verzweiflung sind.

CL: Und Sie der Stärkere sind.

DG: Ja. Der war ich eigentlich ja sowieso schon immer. Meine Eltern haben versucht, mich als Kind zu zwingen, Sachen zu essen, die ich nicht essen wollte … das hat nicht geklappt. Ich bin ein sehr willensstarker Mensch, ich habe das aber nie begriffen. Ich habe immer gedacht, dass ich eigentlich schwach bin. Und die Angst, die aus dieser vermeintlichen Schwäche resultierte, habe ich umgewandelt in Aggression. Aggression ist ja umgewandelte Angst.

CL: Wie haben Ihre Mitschüler reagiert? Wurden Sie ausgeschlossen oder bewundert?

DG: Ausgeschlossen habe ich mich ja sowieso gefühlt und es ist ja immer so, dass man eine gewisse Anhängerschaft hat. Also die, die sich unterordnen, von der Stärke angezogen werden oder versuchen, davon zu profitieren. Sonst redet man sich ein, dass einem der Rest egal ist.

CL: Sie sagen »… redet man sich ein …«, das muss ein verzweifelter Zustand sein.

DG: Das ist ein verzweifelter Zustand. Alle Menschen, die aggressiv und wütend sind, sind in tiefster innerer Verzweiflung. Wir alle sind eigentlich auf der Suche nach Harmonie. Das ist der Ort, wo wir hingehören.

CL: Und wo wir herkommen.

DG: Ja klar, aber solange wir da nicht drin sind und solange wir uns auch nicht bemühen, dahin zu gehen, so lange sind wir in einem Zustand von Verzweiflung, weil wir nicht in unserem natürlichen Seins-Zustand sind.

CL: Ich weiß nicht, ob es immer Verzweiflung sein muss. Man ist einfach auf der Suche – mit vielen Fehlentscheidungen vielleicht – aber man sucht.

DG: Ja, das führt dann in die Drogensucht. Ich kenne viele Drogenabhängige, die sind alle verzweifelte Sucher, die in der Suche gescheitert sind.

CL: Hat es in dieser Zeit der Verzweiflung wenigstens einen Menschen gegeben, bei dem Sie der sein konnten, der Sie in Wirklichkeit sind?

DG: Nein, nicht mal mit mir selbst. Ich habe mir selbst ja vorgemacht, ich wäre jemand ganz anderer. Das ist mein grundlegendes Problem gewesen. Der Rückweg war dann auch so schwierig – über einen totalen Zusammenbruch. Ich bin ja erschossen worden und hab dann für immer Gefängnis bekommen.

CL: Was heißt, Sie sind erschossen worden?

DG: Ich habe eine Schießerei mit der Polizei gehabt und bin tödlich verwundet worden. Ich bin auf der Straße gestorben und wiederbelebt worden. Bin später im OP noch einmal gestorben und noch einmal wiederbelebt worden.

CL: War das nach dem Mord?

DG: Ja, das war viel später. Inzwischen habe ich elf Jahre Gefängnis abgesessen.

CL: Das haben Sie alles überlebt. Also muss ja eine unglaubliche Zuwendung zum Leben in Ihnen sein.

DG: Ich weiß nicht … Gott, das Universum oder das Leben an sich, wie immer wir diese Kraft nennen wollen, wusste halt, dass es für mich noch auf die Liebe zugeht und deswegen sollte ich den Weg noch weiter gehen. Ich bin ein gläubiger Mensch, ich glaube an Gott. Ich habe später tiefe spirituelle Erfahrungen gemacht, als ich dann sehr intensiv in Yoga und die Meditationspraxis eingestiegen bin.

CL: Wie war das, als Sie diese Frau umgebracht haben, war das ein Triumph?

DG: Nein, überhaupt nicht. Das war gar nicht triumphal. Tatsächlich kann ich immer noch nicht sagen, was mich dazu gebracht hat. Letztendlich war das ein Akt, um zu mir selbst die Brücken abzubrechen. Um nicht mehr aufgeben zu können. Ich habe mir in meinem Zorn nie selbst wirklich getraut. Ganz tief in mir selbst habe ich gewusst, dass das alles nur ein Schauspiel ist, dass ich das eigentlich gar nicht wirklich bin.

CL: Sie haben nicht gewusst, wer Sie wirklich sind – oder doch?

DG: Ich habe mich selbst für das gehalten, was meine Eltern und meine Mitschüler mir gesagt haben, als ich halt ein kleiner Junge war, der weinend aus der Schule nach Hause gelaufen ist.

CL: Was hat man Ihnen gesagt?

DG: Dass ich schwach bin, dass ich eine kleine Heulsuse bin. Das war mein Bild von mir selbst. Ich habe das dann kompensiert, indem ich immer stärker geworden bin, ich war ja »unbreakable«. Ich bin auch körperlich sehr stark gewesen. Da habe ich mein Leben lang drauf trainiert. Der Mord war einfach so ein Schritt, der nie wieder rückgängig zu machen ist. Der absolute Bruch mit der Gesellschaft. Mit dem Leben, das ich gehasst habe, der Welt, die ich gehasst habe, weil ich glaubte, ich bin nichts, so wie ich bin.

CL: War da auch ein Aspekt dabei von »hoffentlich sterbe ich an diesem Mord«?

DG: Ich bin mit einer Zyankalikapsel am Arm herumgelaufen, die ist nur kurz vor meiner Verhaftung kaputtgegangen. Ich wollte sterben, ich war immer todessüchtig. Ich habe eine Schießerei mit der Polizei angezettelt und habe – ja, halb bewusst – an dem Polizisten vorbeigeschossen. Ich bin ausgebildeter Scharfschütze. Ich war denen situativ und von meiner Bewaffnung her weit überlegen. Ich bin mit einer Pumpgun bewaffnet gewesen und mit einer Glock 17. Wenn ich es wirklich gewollt hätte, hätten die keine Chance gehabt. Ich habe einfach Löcher in Autos geschossen.

Das erste, was ich empfunden habe, als die Kugel mich getroffen hat, war Erleichterung. Jetzt ist es vorbei, endlich vorbei. Umso entsetzter war ich, als ich wieder aufgewacht bin.

CL: Entsetzen, aber dennoch ein Glück.

DG: Damals habe ich das nicht im Geringsten so empfunden.

CL: Natürlich, aber im Rückblick … Wie kam diese Schießerei zustande, war das nach dem Gefängnis?

DG: Ja, ich bin nach elf Jahren Gefängnis entlassen worden. In den ersten elf Jahren Haft war ich sechs Jahre in Vollisolation. Ich bin aus dem Gefängnis ausgebrochen, habe eine Revolte angezettelt und so weiter und so fort. Ich bin im Gefängnis erst so richtig zum wilden Gangster geworden. Richtig durchgeknallt. Da habe ich halt so ein bisschen Gangsterleben gelebt, aber ich war todessehnsüchtig. Ich habe Drogen genommen bis zum Abwinken. Ich wollte einfach in einem finalen Abgang aufgeben. Ich bin ständig schwer bewaffnet durch die Gegend gelaufen.

CL: Wo sind Sie denn an die Waffen gekommen? Das ist ja in Deutschland nicht so leicht.

DG (lachend): Die Gangster haben mir geholfen. Was glauben Sie, wen man im Knast alles kennenlernt?

CL: Wie ist es möglich geworden, dass Sie aus dieser Verzweiflung und Todessehnsucht herausgefunden haben?

DG: Letztendlich wurde meine Konditionierung durchbrochen, dass ich ein harter Junge sein muss, um geliebt zu werden. Nach der Schießerei war ich das überhaupt nicht mehr. Ich glaube, im Moment der Schießerei hat mich etwas verlassen. Nach der Schießerei konnte ich nicht mehr so wütend werden, wie ich früher immer war. Der Zorn war weg und das war eine totale Katastrophe für mich, weil ich diesen Panzer überhaupt nicht mehr aufrechterhalten konnte. Ich bin völlig zusammengebrochen. Ich konnte wochenlang überhaupt nicht mehr aufhören zu weinen, war nur noch ein Häuflein Elend.

CL: Da waren Sie im Krankenhaus?

DG: Im Krankenhaus war ich nicht lange. Ich war zehn Tage im Krankenhaus, knapp eine Woche im Koma, dann eineinhalb Wochen im Vollzugskrankenhaus und dann bin ich ganz normal in Haft gewesen. Ich habe nie wieder eine Nachuntersuchung oder sonst irgendwas bekommen.

CL: Das ist ja wahnsinnig. Wo hat Sie denn die Kugel getroffen?

DG: Im Rücken.

CL: Wurden auch Organe verletzt?

DG: Na ja, die Kugel ist einen Zentimeter an der Wirbelsäule vorbei, einen knappen Zentimeter am Herzen, hat die Lungenaorta zerrissen und ist aus der Brust wieder herausgeflogen. Ich bin mit einem Hämoglobinwert von drei ins Krankenhaus eingeliefert worden. Der Normalwert ist 15.

CL: Sie haben sich das sicher tausendmal überlegt, aber ich höre das zum ersten Mal. Die Kugel hat sich ja in einer unglaublichen Weisheit ihren Weg gesucht.

DG: Ja, ich glaube, dass ein Engel seine Hand dazwischengehalten hat. Als ich aufgewacht bin, hat sich ein weißbekittelter Typ über mich gebeugt. Ich habe dann herausgefunden, dass das der Chefarzt vom größten Hamburger Krankenhaus ist. Er hat mich angeguckt und gesagt: »Herr Gurkasch, sowas überleben Menschen normalerweise nicht. Wir hatten Sie alle aufgegeben.« Er hatte mich persönlich operiert. »Ja, wir hatten Sie alle aufgegeben, da will noch jemand was von Ihnen, machen sie sich Gedanken darüber.«

CL : Ihr Weinen … wenn dieses Weinen einen Satz sagt, was würde es sagen? War es nur ein Loslassen von Spannungen, die Sie aufrechterhalten haben?

DG: Ich habe getrauert. Über mein ganzes weggeworfenes Leben habe ich getrauert. Das war so das Erste … Und dann, dass meine Frau mir gezeigt hat, dass sie hundert Prozent zu mir steht.

CL: Sie waren verheiratet?

DG: Nein, geheiratet haben wir später. Aber ich war schon sieben Jahre mit ihr zusammen.

CL: Und trotzdem hatten Sie das Gefühl, weg zu wollen, nicht hierher zu gehören?

DG: Ich habe der Beziehung nie getraut. Das ist erst nach der Schießerei gekommen. Ich habe immer geglaubt, dass sie sich in das Schauspiel verliebt hat, in den harten Jungen, in den Gangster. Aber das war gar nicht so, sondern sie hat mich immer noch geliebt, als ich der harte Kerl nicht mehr war. Und das war ein Durchbrechen der Konditionierung, die ich in der Kindheit angelegt hatte.

CL: Sie muss eine wunderbare Frau sein.

DG: Das hat den Weg geöffnet. Aber ich konnte es nicht leben. Ich musste ins härteste Gefängnis Deutschlands, nach Santa Fu in Hamburg. Da geht es wirklich zur Sache.

CL: Wieso, was ist dort los? Was ist Santa Fu?

DG: Es ist eines der härtesten Gefängnisse Deutschlands. Es

war früher nach innen offen und die großen Mafiabanden, Albaner, Kurden waren da. Das hat richtig Gas gegeben. Santa Fu ist abgeleitet von Strafanstalt Fu-Sta-Fu und da haben die Knackis Santa Fu draus gemacht, so wie San Quentin in Kalifornien.

CL: Was war da so hart?

DG: Da sind 500 bis 600 der Schwerstverbrecher aus ganz Norddeutschland versammelt gewesen.

CL: Waren alle in Einzelhaft?

DG: Nein, alle konnten aus den Zellen raus und sich treffen.

CL: Hatte man keine Angst vor Revolten?

DG: Nein, da gibt es ein sehr entspanntes Konzept, das nur mit der Bandenkriminalität, die aus Osteuropa kam, nicht mehr ging. Bis in die Neunzigerjahre hat das gut funktioniert. Natürlich hat es massive Auseinandersetzungen gegeben. Drogenhandel und so weiter. Aber die Oberfläche ist relativ ruhig geblieben, weil alle im Gefängnis wussten, dass es natürlich Überwachung gibt und man bestimmte Grenzen nicht überschreiten darf. Das haben die Jungs vom Balkan nicht begriffen. Die haben gedacht, die Deutschen haben keine Eier, jetzt geben wir mal richtig Gas. Das hat schließlich zum Zusammenbruch des liberalen Strafvollzugs geführt.

CL: Wie haben die Gas gegeben?

DG: Schutzgelderpressung zum Beispiel, sie haben sich in jedes Geschäft eingemischt …

CL: Im Gefängnis war das möglich?

DG: Was denken Sie denn, dass das Gefängnis eine klinisch saubere Welt ist? Ein Gefängnis ist ein Vergrößerungsglas der Gesellschaft. Alles, was es draußen gibt, gibt es im Gefängnis auch. Nur krasser, härter, deutlicher.

CL: Wie wurden Sie im Gefängnis von den Aufsehern, vom Personal behandelt? Respektvoll?

DG: Die haben mich alle in Ruhe gelassen, immer schon, weil die einfach Angst vor mir hatten. Ich habe ja eine Geschichte im Hamburger Strafvollzug. Ich bin ausgebrochen, habe eine Revolte angezettelt. Ich habe nie in meinem Leben eine Aussage vor Gericht gemacht oder so. Ich habe die nie um Hilfe gebeten, habe meine Sachen alleine geklärt.

Ich habe eine Menge Gangster als Freunde gehabt und die haben mir immer vorgeworfen, dass ich mich nie um Geld gekümmert habe. Aber Geld war mir nie wichtig. Ich habe den Stress gesucht. Ich war ein Adrenalin-Junkie. Ich musste die eigene Angst immer wieder überwinden und mir zeigen, dass ich mutig bin, um wieder meinen Status zu erhöhen. Ich habe mir das Leben im Knast immer selbst schwer gemacht. Ich habe Randale gemacht. Da war einmal eine Szene mit einem Aufsichtsbeamten, der hat zu mir gesagt: »Wenn du mir versprichst, dass du hier bleibst, dann lasse ich deine Zellentür offen.« Ich habe ihn angeguckt und gesagt: »Glaubst du wirklich, dass ich einem wie dir etwas verspreche?« So war mein Umgang mit denen, die waren meine Todfeinde. Das macht das Leben im Knast relativ schwer. Ich habe immer Vollzugszelle gehabt, nie eingerichtet. Das waren nackte Zellen, keine Gardinen, gar nichts. Das war in den ersten elf Jahren. Sechs Jahre davon wie gesagt in Isolationshaft. Dann bin ich entlassen worden und habe mich krankschreiben lassen. Ich habe weiter so getan, als wäre ich Gangster. Ich habe mir ein Waffenarsenal zusammengekauft und wollte eigentlich ein paar Freunde von mir aus dem Gefängnis befreien. Ich wollte das Gefängnis in Lübeck mit Waffengewalt angreifen und meine Freunde rausholen. Ich habe das ein bisschen schleifen lassen, weil ich es eigentlich gar nicht wollte. Aber das konnte ich mir selbst nicht eingestehen. Als dann einer von denen von dem Plan zurückgetreten ist, war ich erleichtert. Es hat mich selbst in eine schwere Krise gestürzt, weil es mich mit mir selbst konfrontiert hat. Mein Selbstbild war ja, dass ich eigentlich nur auf die Gelegenheit warte, den dritten Weltkrieg vom Zaun zu brechen und ordentlich Gas zu geben. Nun war ich erleichtert, dass ich das nicht tun musste. Das passte mit meinem Bild von mir selbst überhaupt nicht zusammen.

In dieser Krise bin ich noch einmal richtig in den Drogenkonsum eingestiegen und habe angefangen, das, wovon ich nur geredet hatte, auch wirklich zu vollziehen. Ich bin dann halt nur noch schwer bewaffnet unterwegs gewesen und habe Stress gesucht. Und irgendwann hat er mich gefunden in Form einer anderen Räuberbande: Kids in Hamburg, die Steakhouse-Bande genannt. Sie haben Lokale überfallen, die Kassen ausgeräumt, den Gästen Geld und Uhren weggenommen. Das waren so Kids zwischen 17 und 21. Ich bin ihnen in einer U-Bahn-Station begegnet. Ich habe telefoniert und sie haben gegen die Telefonzelle getreten. Da habe ich die Tür aufgemacht und gesagt: »Da habt ihr euch den Richtigen ausgesucht.« Die haben mich so ein bisschen angeblafft und gesagt, wenn sie ihren Hund loslassen, dann zerreißt er mich. Da habe ich meine Kanone herausgezogen und gesagt: »Pass auf, gleich explodiert dein Scheißköter« und hab ihm vor die Füße geschossen. Die meisten sind weggelaufen, aber sie haben sich meine Autonummer gemerkt. Als die Polizei kam und dachte, die haben den Stress gemacht und rumgeballert, haben sie ihnen meine Autonummer gegeben. Die Polizisten haben sich auf die Lauer gelegt und versucht, mich zu verhaften. Ich habe mich nicht verhaften lassen und dann bin ich erschossen worden. Nachher war ich noch einmal elfeinhalb Jahre im Gefängnis.

CL: Aber in einer anderen Verfassung, das war ja der Bruch für Sie.

DG: Zuerst habe ich noch versucht, ganz normal wie vorher zu sein. Ich habe mich wieder durch die Knasthierarchie durchgeboxt, habe Drogen gehandelt und hatte natürlich die Vision, dass ich wieder ausbreche. Und irgendwann kam die Gelegenheit, mit einem anderen zusammen. Einem Pauker, so nennt man das im Knast, wenn man mit einem anderen alles zusammenmacht. Ein Sturm hatte die Alarmanlagen umgerissen, da waren dann Arbeiter und keine Sicherheitsbeamte. Es war dieselbe Stelle, wo ich schon einmal ausgebrochen bin. Aber anstatt das wahrzunehmen, habe ich mir ausgedacht, warum ich das jetzt nicht machen kann. Dem anderen ist es gelungen, aber ich wusste, ich will das jetzt nicht mehr. Da bin ich natürlich sehr verunsichert gewesen. Das war ein Punkt, wo ich mit mir selbst konfrontiert wurde und interessanterweise war das auch genau der Zeitpunkt, in dem Yoga in mein Leben kam.

CL: Wie ist Yoga in Ihr Leben gekommen?

DG: Meine Frau hat aufgrund von Allergien und weil sie durch meine Inhaftierung psychisch stark belastet war, eine Akupunkturbehandlung gemacht. Dabei hat sie ein spirituelles Öffnungserlebnis gehabt und fing an, sich für Indien zu interessieren. Sie hat dann auf dem Hauptbahnhof, zusammen mit einem ehemaligen Gangsterkumpel von mir, ein Ehepaar getroffen, das ihr von den Menschen erzählte, die weder essen noch trinken, sondern von Licht leben. Sie hat sich das Buch *Lichtnahrung* gekauft und angefangen zu lesen und hat mir davon erzählt. Ich habe ihr gesagt: »Stopp, der menschliche Körper ist eine Verbrennungsmaschine. Entweder du führst ihm Nahrung zu, die er verbrennt oder er verbrennt sich selbst und stirbt.« Dann hat sie mir von Schwingungsfrequenzen erzählt, die im Buch vorgekommen sind und da ich Zeit meines Lebens bekennender Science-Fiction-Fan war, hat mir das erst einmal gefallen. Ich habe an den atomaren Aufbau des Alls gedacht, aber das war nicht so im Buch. Das war gechanneltes Material vom Erzengel Michael aus der 12. Dimension. Das war sehr schwer für mich zu lesen, aber ich habe es ihr versprochen. Dabei bin ich auf die sogenannten Unsterblichkeitsübungen, die 5 Tibeter, gestoßen. Ich hab zu meiner Frau im Scherz gesagt, bevor wir irgendeinen Scheiß machen, lass uns doch das machen. Sie hat mit den Übungen angefangen und war völlig begeistert. Ich habe zuerst Nein gesagt, denn ich mache drei Stunden Sport jeden Tag, einarmige Klimmzüge und kann auf Fäusten und Zehenspitzen meterweite Sprünge durch den Raum machen, was sollen zehn Minuten lächerliche Mädchengymnastik bei mir bewirken? Sie wusste keine Antwort darauf. Aber das Leben wusste eine Antwort. Ich habe mich beim Sport so schwer verletzt, dass ich immer noch humple. Also hatte ich keine Ausrede mehr, warum ich das nicht ausprobieren sollte.

Innerhalb weniger Tage hat sich mein körperliches und vor allem seelisches Wohlbefinden dermaßen gesteigert, dass ich begeistert war. Als das dann immer weiter ging und in mir tiefe innere Wandlungsprozesse einsetzten, da war mir klar, dass wirklich etwas in mir passiert. Ich wollte wissen, was das ist. Ich fing an zu lesen, habe dann auch einen Job in der Bücherei angefangen, habe mich quer durch die gesamte spirituelle Weltliteratur, ganz speziell auch durch die Yogaliteratur durchgelesen.

CL: Und das war alles im Knast zu haben?

DG: Früher habe ich Drogen ins Gefängnis geschmuggelt, dann geht's auch mit Büchern, oder?

CL: Ihre Frau ist ja 22 Jahre in der Warteschleife gestanden, wenn Sie zwei Mal elf Jahre im Knast waren.

DG: Sie hat die ersten fünf Jahre nicht mitgemacht. 1990 haben wir uns kennengelernt, 1994 sind wir zusammengekommen.

Sie hat sich im offenen Vollzug verliebt. Bis 1997 waren wir zusammen. Ich war dann zwei Jahre ganz draußen, da haben wir zusammengelebt und dann gab es ja noch einmal fast vierzehneinhalb Jahre, die ich abgesessen habe.

CL: Sie hat das alles durchgestanden – unglaublich. Da sind Sie schon einem sehr besonderen Menschen begegnet.

Wie ist es jetzt, macht sie mit Ihnen Ihre Yogaarbeit?

DG: Meine Frau macht psychosoziale Betreuung von Dementen und Pflegebedürftigen, nebenbei arbeitet sie mit Klangschalen. Und da ich ja über das Buch, das ich geschrieben habe, und die Arbeit, die ich in der Yogaszene mache, ziemlich berühmt geworden bin, wird sie auch berühmt. Sie ist in der Yogaszene bekannt, ohne dass die Leute sie kennen. Ich habe mit ihr gemeinsam Klang-Yoga entwickelt. Das macht sie jetzt auch zusammen mit vielen anderen berühmten Yogalehrern.

CL: Wie geht Klang-Yoga?

DG: Ich oder ein anderer Lehrer leiten Yoga an und sie begleitet das intuitiv mit einem großen Satz Klangschalen, die über ein Mikrofon und vier Boxen im ganzen Raum klingen. Das ist fast so, als säße man in der Klangschale, dadurch kommt man zu einer unglaublich tiefen Entspannung.

CL: Sind das ruhige Yogaübungen?

DG: Ja, wir sind zum Yin-Yoga übergegangen. Und jetzt macht sie das auch mit anderen Yin-Yogalehrern.

CL: Sie haben im Knast auf die 5 Tibeter aufgebaut?

DG: Ja, ich habe traditionslos viele Yogabücher gelesen. Ich bin sehr flexibel geworden, habe dann aber begriffen, dass das nicht der Weg des Yoga ist. Ich habe wieder gegen mich selbst gekämpft.

Das indische Yoga ist ziemlich krass. Von Hatha-Yoga wird gesagt, dass das eine Verbindung von Sonne und Mond ist, das ist aber eine Lüge. Hatha ist das Sanskrit-Wort für Zwang. Es ist eine Anleitung, wie man über körperlichen Zwang eine spirituelle Erfahrung macht. Das ist nicht mein Verständnis von Yoga. Yoga ist die wirkliche Verbindung und nicht das Abtöten des Ego. Ich glaube, dass Yoga sehr sanft und sehr entspannend sein soll.

Ich betrachte mich viel mehr als spirituellen Lehrer und nicht als Yogalehrer. Ich mache Seminare zum Thema Angst, zum Thema Schuld, vor allem Schuld und Vergebung. Die meisten Menschen können sich selbst nicht vergeben und sind in ihrer Schuldspirale gefangen. Alles, was wir im Außen erleben, können wir in uns heilen, indem wir Frieden damit schließen. Ich habe das im Gefängnis erlebt. Ich habe mich mit meinen Feinden versöhnen können, weil ich es in mir geklärt habe. Da war einer, der wollte mich umbringen und ich ihn. Wir haben uns versöhnt und haben uns erzählen können, dass wir uns gegenseitig umbringen wollten. Nur durch innere Arbeit und Meditation habe ich mit dem Mann eine tiefe innere Verbindung aufgebaut. Er ist Armenier, ich habe seine Adresse, ich soll ihn besuchen kommen. Wir hatten beide überlegt: Muss ich den anderen umbringen, bevor er es mit mir macht?

CL: Was war der Konflikt?

DG: Eine Statusgeschichte. Wir sind aneinander gerauscht, waren beide Alpha-Männchen. Alles habe ich in mir in der Meditation geklärt. Dann hat es eine Situation gegeben, wo ich ihm eine Hand reichen konnte, das hab ich getan. Eine ganz kleine Geste. Ich hab ihm einfach was geschenkt, was er brauchte, und das hat die letzte Mauer weggespült.

CL : Wie nah die Lösung ist: mit einer kleinen Geste – wunderbar. Ich habe in Amerika einige Mörder interviewt …

DG: Ich würde Ihnen raten …

CL: … nicht »Mörder« zu sagen, ich weiß, sondern »Täter« …

DG: Wir bezeichnen einen Kaminkehrer oder einen Bäcker als Kaminkehrer oder Bäcker, weil er das tagtäglich tut. Der Mörder tut es meistens nur einmal. Die Rückfallquote ist extrem gering. Jemand hat einen Mord begangen – das ist die richtige Bezeichnung. Sie können es nicht zugeben, aber ganz viele Menschen, die getötet haben, empfinden nachher große, tiefe Trauer. Das geht sogar den Jägern so. Leben auszulöschen ist immer etwas Schreckliches.

CL: Sie haben völlig Recht. Ich habe mit einigen Menschen gesprochen, die jemanden getötet haben, und mir ist aufgefallen, dass sie untrennbar mit ihren Opfern verbunden sind.

DG: Ich glaube, dass man seine Seele zerreißt, wenn man einen anderen Menschen tötet. Man deformiert sich selbst sehr stark. Es kann sein, dass diese Verbindung zwischen Opfer und Täter nicht nur in dem Moment der Tat entsteht, sondern dass sie vorher schon dagewesen ist. Dass eine seelische Verbindung da ist. Es ist das Schicksal des Opfers, getötet zu werden, aber es ist nicht das Schicksal des Täters zu morden. Er kann ausweichen. Man muss es nicht tun. Das sind die Entscheidungen, vor die man im Leben gestellt wird. Und es gibt ja einige mutige Männer, die das nicht tun. Die im Krieg das Schießen auf Feinde verweigert haben. Oder absichtlich vorbeigeschossen haben. Das ist ja gang und gäbe gewesen im Ersten Weltkrieg. Deswegen wurden viele Standgerichte abgehalten. Es wurden zwischen den Fronten eigene Übereinkünfte getroffen. Die haben nicht mehr aufeinander geschossen.

CL: Wenn Sie sagen, man zerreißt seine Seele, wenn man tötet, und die geht jetzt weg mit dem Toten – bekommt man seine Seele wieder oder bleibt sie bei dem Opfer?

DG: Die Heilung tritt in dem Moment der Vergebung ein.

CL: Man vergibt sich selbst?

DG: Ja, das ist ja, wo alles hinführt. Vergebung hat nichts mit außen zu tun. Schuld – jeder von uns hat diese Gebetszeile schon vor sich hingemurmelt »...Vergib uns unsere Schuld, wie auch wir vergeben unseren Schuldigern«. Und keiner begreift, dass darin der Schlüssel zur Freiheit liegt. So werden wir frei von Schuld. Es ist so unglaublich wichtig, das zu erkennen. In dem Moment, wo ich das schaffe, den Groll aus meinem Herzen herauszugeben, hört die Last der Schuld auf und ich bin frei von Schuld.

CL: Auch wenn ich gemordet habe, bin ich frei von Schuld? Bin ich frei von den Auswirkungen der Tat?

DG: Nein, ich bin frei von der Last der Schuld.

CL: Aber das Gefühl ist ja die Auswirkung.

DG: Ja, man vergibt sich selbst. Die einen fangen bei sich selbst an und gehen dann ins Außen. Ich habe im Außen angefangen und bin dann später zu mir selbst übergegangen.

CL: Wie haben Sie im Außen angefangen?

DG: Ich habe mir einfach in der Stille alles angeguckt, wo mir wehgetan worden war, wo meine Eltern mich verletzt haben, meine Schwester, Kinder in der Schule und so weiter. Ich habe versucht, ihnen allen mit Liebe zu begegnen und mit Vergebung. Das Leben hat mich gezwungen, diesen Weg konsequent zu gehen. Ich habe mich vor Gott bereit erklärt, mein Leben, so wie es ist, anzunehmen und das alles zu durchleben. Und es kam in aller Heftigkeit.

Ich bin da durchgegangen und das führt zu einer großen inneren Freiheit. Das ist das, wovon meine Seminare handeln – frei sein – wo immer du bist.

CL: Es ist so wichtig, den Schmerz der Täter zu erkennen.

DG: Hinter allen destruktiven Handlungen steht ein großer Schmerz. Schuld ist für mich ein sich Abwenden von der Liebe.

Wenn es gelingt, den Kontakt wieder herzustellen, dann lösen sich die Krusten der Schuld. Wir sind geboren, um im Dienst aneinander wieder zur Liebe zurückzufinden. Und das draußen im Leben und nicht im Rückzug, sonst hätte Gott ja Klöster geschaffen bis zum Abwinken.

CL: Ganz genau, so sehe ich das auch.

DG: Nichts auf der Welt geschieht zufällig, und alles, was geschieht, ist tauglich, uns an die Liebe heranzuführen.

CL: Ich bin einer Meinung mit Ihnen.

DG: Es ist schwer, das mit dem Verstand nachzuvollziehen, denn unser Verstand ist dual, da können wir keine allumfassenden Wahrheiten erkennen. Es gibt in uns ein einziges Organ, das versteht und weiß, und das ist unser Herz. Das Herz erfasst viel schneller als die Nervenleitungen, die Informationen ins Gehirn bringen.

Wir lachen und ich glaube, wir freuen uns beide über die Übereinstimmung unserer Erkenntnisse. Gleichzeitig bin ich tief berührt von dem weiten Lebensbogen, den Dieter Gurkasch gegangen ist und noch geht.

Lachend plaudern wir, aber plötzlich wird Dieter Gurkasch wieder ernst. Irgendetwas an unserem Plaudern hat ihn in die Zeit seiner Einzelhaft zurückgebracht und er erklärt mir etwas ganz Wesentliches:

DG: Wenn du sehr lang in Einzelhaft bist, dann kannst du dir selbst nicht mehr ausweichen. Du fängst an, dich zu sehen. Wenn du da einmal durchgegangen bist, dann verliert sich immer mehr die Furcht, sich mit sich selbst zu konfrontieren. Ich habe in der Einzelhaft, obwohl ich noch gar nicht spirituell war, wichtige Sachen über mich erkannt, die dann später in meinem spirituellen

Entwicklungsprozess eine große Rolle gespielt haben, weil ich mich eben selbst schon kannte. Das ist das, wovor ganz viele Leute Angst haben, deswegen drehen die Leute auch durch. Sie sehen sich selbst gespiegelt und das können sie nicht aushalten. Es ist ja nicht Gott oder ein Engel, die den Menschen in die Hölle stürzen, das tut der Mensch selbst. Er springt in die Tiefe, weil er sich im Licht der Liebe nicht ertragen kann. Wenn du durch dieses Feuer durchgegangen bist, das dir von der Welt aufgezwungen wurde und du dich selbst sehen musst, so schrecklich das auch ist, dann bist du einen Schritt weiter.

CL: Die Selbstbilder zerbrechen und damit zerbricht ja auch der Wunsch, jemand anderer zu sein.

DG: Ja, das stelle ich übrigens auch an der Arbeit von Yogalehrern im Gefängnis fest. Ihre Selbstbilder wanken stark. Sie profitieren für sich selbst sehr, weil sie mit Menschen in Kontakt kommen, von denen sie wissen, dass die schreckliche Dinge gemacht haben. Aber im Yogaunterricht stellen sie fest, dass die genauso sind, wie ihre Schüler draußen. Und dass in den Menschen im Gefängnis ganz tief drinnen irgendwo ein wunderbarer leuchtender Kern steckt.

CL: Ganz genau.

DG: Wenn man das einmal gesehen hat bei Menschen, die man mit dem Verstand nicht ausstehen kann, dann verändert das etwas in einem selbst. Man kann nicht mehr so über andere urteilen. Und das ist der große Gewinn, den die Yogalehrer haben, die im Gefängnis arbeiten. Ich musste ganz in die Tiefe hinabsteigen, damit ich die Menschen verstehen kann, die sich dort befinden.

CL: Danke, Dieter Gurkasch.

»… hinabgestiegen in das Reich des Todes, am dritten Tage wieder auferstanden von den Toten, aufgefahren in den Himmel …« Diese Zeilen aus dem Glaubensbekenntnis fallen mir zu Dieter ein. Zumindest in der Katholischen Kirche gibt es den Begriff der »Nachfolge Christi«. Ich habe das immer so verstanden, wenn wir nur genug leiden, dann öffnet sich uns der Himmel. Das war nie meines, diese Leidenssucht der Katholiken. Erst viel später, ich war längst aus der Kirche ausgetreten, habe ich begriffen, dass es auch einen anderen Weg der Nachfolge gibt, den der Liebe.

Dieter vereint beide Wege in sich, den Abstieg in das Reich des Todes und den Aufstieg in das Reich der Liebe. Frederik geht auf seine Weise einen ähnlichen Weg. Und vielleicht manch anderer Verletzer auch?

Aber was ist mit den Verletzten? Wo ist ihr Weg, ihr Recht, ihre Chance?

Father Boyle sagt, manche Menschen müssen töten, bevor sie aufwachen. Ein geistiger Karriere-Sprung durch Mord?

Dieter spricht davon, dass er sich vor Gott zu diesem seinem Lebensweg bekannt und ihn durchlitten hat. Die Frau, die durch Dieter aus ihrem Leben gerissen wurde, hat sie sich für dieses Ende entschieden? Oder der Mann, der durch die Pistole von Frederik sein Leben beendet hat? Gibt es so etwas wie eine Abmachung zwischen zwei Seelen, einander als Verletzer und Verletzter zu begegnen und das Schicksal aneinander zu vollziehen – aus Liebe zueinander? Das Zusammentreffen von Gerhard und seinem Schwiegervater – wo wurde entschieden, wer von ihnen geht und wer bleibt? War es die junge Kraft von Gerhard, die das Blatt gewendet hat, oder eine Vereinbarung, die ganz woanders getroffen worden war? Judas fällt mir ein. Er hat Jesus ans Kreuz geliefert, seinen Tod eingeleitet. Gab es da in Judas ein tiefes

Wissen um seinen Auftrag und ein inniges Einverständnis von Jesus? Judas ist an seiner Tat zerbrochen. Er hat seine Schuld nicht ertragen. Menschen wie Dieter oder Frederik, um nur zwei zu nennen, sind durch das Höllentor der Schuld gegangen und am dritten Tage wieder auferstanden von den Toten.

Und die Familien der Opfer, die Familien der Täter? Sie gehören zur Gruppe der Verletzten, wo sind sie in ihrem Leid?

Wieder einmal viele Fragen und keine Antworten. Ratlosigkeit.

Dieter kann in minuziösen Schritten den Weg in den Abgrund beschreiben, einleuchtend, nachvollziehbar. Ich glaube, dass dieser Weg in mannigfaltigen Varianten weltweit für die meisten der Täter zutrifft. Und immer wieder sind es die Tränen, die den Schritt in die Befreiung, das Zerbröckeln des Panzers um die Brust der Verletzer möglich machen. Ich habe die Trauer stellvertretend für die Menschen in Sierra Leone an mir erlebt, Camille und Esther Ntoto aus dem Kongo sprechen davon und natürlich auch Pater Ubald. Father Boyle weint die Tränen für seine unzähligen Gang-Kinder und begleitet sie zurück ins Leben.

Dieter erzählt von seinen Tränen, aber er spricht auch von einem mächtigen Wendepunkt. Seine Tränen haben zwar den Panzer gelöst, aber erst dann konnte er die unwandelbare Liebe seiner Frau erkennen, annehmen und an sie glauben. Seine Frau liebt ihn – so wie er ist. Sie liebt den kleinen Buben, der weinend von der Schule nach Hause geht, sie liebt den Gangster und jetzt wohl auch den erkennenden Menschen in ihm. Das heilt.

Die Erfahrungen von Dieter werden im Kongo, in Ruanda und in Los Angeles bereits gelebt.

Warum sollte es nicht auch woanders funktionieren, nämlich überall dort, wo Verletzer ausgeschlossen werden, wo Opferfamilien und Täterfamilien in ihrem Leid zurückbleiben. Nicht oft wird ein liebender Mensch in der Nähe sein, wenn der Weg heraus aus dem Reich der Toten gegangen werden will. Aber vielleicht kann jemand an der Seite des Täters gehen, der ihn an seine unzerstörbare Kostbarkeit erinnert und ihm oder ihr die Würde des Menschseins zurückgibt. Erst das Bewusstsein der eigenen Kostbarkeit und Würde macht es möglich, dass Ausgeschlossene den Mut und die Kraft finden, wieder hinaus ins Leben zu gehen und sich der Welt zuzumuten. Dieter, der wilde Gangster, hat den Weg der Sanftheit und Liebe gefunden und lässt sich davon in die Welt tragen. Jeder Ausgeschlossene kann seinen persönlichen Weg finden und gehen, wenn er um seine Würde weiß.

13

DIE SPRACHE DES GEHIRNS

In meiner Suche nach einem vertieften Verständnis von Verbrechen stoße ich auf James Fallon. Er ist amerikanischer Neurowissenschaftler und sein Buch *Der Psychopath in mir. Die Entdeckungsreise eines Neurowissenschaftlers zur dunklen Seite seiner Persönlichkeit* hilft mir weiter.[7]

Er erforscht mögliche Gesetzmäßigkeiten in den Gehirnen von Psychopathen und entdeckt in seinem eigenen Gehirn die gleichen Konstellationen. Ich zitiere:

»Die [...] plausible Erklärung für die Entstehung von Psychopathie [steht auf] drei Beine[n]:

1. Eine ungewöhnlich schlechte Funktion des orbitalen präfrontalen Cortex und des vorderen Temporallappens einschließlich der Amygdala.
2. die Hochrisikovariante verschiedener Gene, von denen das Kriegergen das bekannteste war, und
3. emotionale oder körperliche Misshandlung oder sexueller Missbrauch in der frühen Kindheit.«

Diese drei Punkte sind die Ausgangsbasis für gefährliche psychopathische Verhaltensweisen.

Ein mit Fallon befreundeter Wissenschaftler, Simon Mirren, fand heraus, dass die kollektive Geschichte einer Gegend bzw. einer Kultur generationsübergreifend Serienmörder möglich macht.

Begeistert verstehe ich mehr und mehr. Mord hat nicht nur wesensmäßige und soziale, sondern auch gehirn-physiologische Hintergründe. Eine Freude ist die Erkenntnis von Simon Mirren, denn er bestätigt umfassend die Erfahrungen, die meine Kollegen und ich in der Systemischen Aufstellungsarbeit machen. Manchmal müssen wir in der Geschichte unserer Klienten sehr weit zurückgehen, um ihre Gegenwart zu verstehen. Wir müssen ihre Vergangenheit heilen, damit die Gegenwart sich entfalten kann.

Ich schaue mir das Leben von Fallon an, der, mit einem Psychopathenhirn ausgestattet, ein friedlicher Mensch ist. Seine Lebensgeschichte gibt mir die Erklärung für seine Gehirnkonstellation.

Die Familie stammt ursprünglich aus Europa, war einflussreich und von Adel. In weit zurückliegenden Zeiten hat die Familie über Generationen hinweg Morde begangen, wie es damals üblich war, um ihr eigenes Reich zu sichern. Das heißt, das Gehirn von Fallon spiegelt also längst vergangene Verbrechen.

Seine Mutter hat vor ihm vier Kinder verloren, dann kam ein lebender Bruder. Da fällt mir Marquis de Sade ein, dessen Mutter vor und nach ihm ein Kind verloren hat. Menschen, die in solche Familienkonstellationen hineingeboren werden, wagen oft nicht, ihr eigenes Leben anzunehmen und zu leben. Sie tragen in sich eine Treue zu ihren toten Geschwistern: »Ich lebe und du bist tot.«

James Fallon wuchs in einer intakten Familie auf, vereinfacht gesagt, kann das der Grund sein, warum es keine wie auch immer gearteten Auslöser für eventuelle kriminelle Aktionen gab, die Anlage in seinem Gehirn blieb inaktiv. Aber er entwickelte mit ungefähr 15 Jahren eine religiöse Zwangsstörung, die seine ganze Jugend hindurch anhielt. Er war katholisch, so wie seine Mutter. Täglich ging er vor der Schule in die Kirche und jeden Samstag zur Beichte. Er erfand Sünden, ja sogar Todsünden, um sich dann seine ewige Verdammnis vorstellen zu können. Sein Priester durchschaute ihn und versuchte, ihn zu beruhigen, ohne Erfolg. Der Junge muss eine enorme Sensibilität gehabt haben, die Todsünden seiner Ahnen verfolgten ihn. Später kamen Anfälle von Angst und Grauen dazu, die ihn in eine jahrelange religiöse Krise stürzten. Waschzwänge und Panikattacken begleiteten ihn bis in seine Dreißigerjahre, er bekam Händezittern und allergisches Asthma. Die uralten Erinnerungen seines Gehirns trieben ihn an, nicht, um wieder mit dem Morden zu beginnen, sondern um für die Ahnen bis zur Selbstaufgabe zu büßen.

Dieser junge Mensch büßte einerseits alles ab, was seine Vorfahren verbrochen hatten. Andererseits hinderten ihn seine Zustände daran, sich in der Freiheit eines jungen Mannes sein Leben zu nehmen. Hier könnten seine toten Geschwister hereinwirken. James Fallon hatte zwei starke Auslöser für seinen Hang zur Selbstbestrafung. Seine gesunde familiäre Ausgangssituation bewahrte ihn vermutlich vor einem destruktiven Chaos. Die Weisheit des Unbewussten beeindruckt mich immer aufs Neue. Seine innere Führung hat ihn einen Beruf ergreifen und in diesem Beruf ein Thema finden lassen, das ihm schließlich seine eigene Geschichte erzählte und ihm seine frühen Qualen erklärte. Wo wäre der Mann mit diesen Hypotheken gelandet, wenn er in einem anderen Umfeld aufgewachsen wäre?

Die Lebensgeschichte von Fallon erklärt vieles und hilft, uns selbst und das, was weltweit geschieht und geschehen ist, anders zu verstehen. Ich bin sicher, dass wir alle das Grauen der beiden Weltkriege in uns tragen und irgendwie einordnen und verarbeiten müssen – ohne zu wissen, warum und was wir da tun. Es gibt Regionen auf der Erde, in denen seit Menschengedenken gegeneinander gekämpft wird, und es gibt Kulturen, die das Töten in ihrer Tradition haben. Wie soll es da je Frieden geben? Die Gehirnstrukturen, die das Böse spiegeln, werden ahnungslos weitergereicht von Generation zu Generation und entfalten ihre Wirkung, wenn die Umstände und der Augenblick stimmen.

Die Hintergrundgeschichte des Islamischen Staates würde uns sicher viel über die Menschen sagen können, die jetzt, von ihrer missverstandenen Kultur und ihrer Vergangenheit ferngesteuert, ihren Hass über den Erdball verteilen. Wenn wir uns auf diese Hintergrundgeschichte beziehen könnten, würden wir dem IS ganz anders begegnen und damit würde möglicherweise ihr Hass zu bröckeln beginnen – teilweise vielleicht in Raten –, in Andeutungen zumindest. Jede Veränderung der Kommunikation mit dem IS wäre eine weltweite Entlastung. Aber wo anfangen, wer wäre bereit dazu, Gespräche statt Waffen, Entgegenkommen statt Wut und Verachtung? Ich weiß, ich bin naiv, ich kann die Welt nicht ändern, aber ist nicht jeder Anfang naiv?

Marionetten der eigenen und kollektiven Geschichte, das sind wir alle. Warum schreibe ich eigentlich dieses Buch? Was treibt mich dazu, das Böse unter allen Umständen verstehen und integrieren zu wollen?

Verstehen ist ein erster und wesentlicher Schritt, denn es verändert grundlegend unsere Haltung gegenüber dem »Bösen«. Zu begreifen, dass auch wir das »Böse« in uns haben, weil wir Teil des Ganzen sind, ist ein nächster, wichtiger Schritt. Ab da dürften wir nurmehr »WIR« sagen und niemals mehr »die Bösen dort und wir, die Guten, hier«.

Es geht mir nicht um ein »Wegloben« des Bösen. Das Böse bleibt böse, aber es ist unser aller Böses und trägt in seiner Tiefe ein helles Leuchten. Das Gute bleibt gut, es ist unser aller Gutes und es trägt in sich den dunklen Keim des Bösen.

Zurück zu meinen Erfahrungen hinter Mauern. Ich will den Strafvollzug nicht abschaffen, aber wie schön wäre es, wenn wir lernen würden, zu strafen ohne zu verurteilen. Das wäre eine sachlich notwendige, aber aggressionsfreie Vorgangsweise, die dem Täter seine Würde lässt. Vermutlich müssen die Straftäter vor sich selbst und die Umwelt vor ihnen geschützt werden. So lange, bis sie ihr Herz berühren lassen und über ihre Taten weinen können. Bis sie ihre Würde, ihre Kostbarkeit und ihr Potenzial als Mensch begriffen haben. Ihnen dabei zu helfen, wäre die Aufgabe von Richtern, Anwälten, Gefängnisbeamten und Medien. Ein Kontakt zwischen den Tätern, ihren Familien und den Familien der Opfer, auch während des Strafvollzuges, würde den Reifungsweg der Täter nachhaltig unterstützen. Isolation ist nicht die Antwort. Das ganze System eines Täters muss gesehen und berücksichtigt werden. Das bringt ein gemeinsames Reifen und ein gemeinsames Heilen. So ein heilendes System bereichert die Gesellschaft – und ist im Grunde ein gesellschaftspolitischer Vorgang. Dieser Vorgang gilt nicht nur für schwere Verbrechen, sondern für jedes Geschehen, in dem es Verletzer und Verletzte gibt. Das fängt im kleinsten Familienkreis an und könnte sich ausweiten bis hinein in Wirtschaft und Politik.

Ein paar Stunden, nachdem ich diesen Text geschrieben habe, sitze ich mit einer Runde von Freunden beim Abendessen. Alle sehr reflektiert und herzensoffen. Was tun wir? Heftig klagen wir den weltweiten politischen Rechtsruck an und schimpfen über Politiker und Wähler. Wir empören uns, wie mit den Flüchtlingen, die nach Mitteleuropa strömen, umgegangen wird. Und wir sind enttäuscht von der Gesellschaft, wie sie auf dieses mächtige Angebot an Europa, sich von innen her zu erneuern und zu lernen, reagiert. Unser heiliger Zorn flammt über dem Tisch, wir hätten uns die Beleuchtung sparen können.

Erst spät abends im Bett, viel zu spät also, wird mir bewusst, was wir getrieben haben. Wir haben getan, was wir an anderen verurteilen. Anklage, ohne den Willen zu verstehen und ohne die Bereitschaft, mit einem neuen, weiten Blick ins Leben zu blicken. Wie hätte unsere Diskussion anders klingen können?

Was wäre gewesen, wenn wir uns das weltweite Bedürfnis nach Sicherheit und Ordnung genauer angeschaut hätten, das hinter dem Rechtsruck steht? Nach dem flächendeckenden Zerfall tragender politischer Strukturen eigentlich kein Wunder. Wir hätten uns die Polemik über die Wähler erspart und vielleicht wäre ein Gespräch zustande gekommen, welche anderen Wege es geben könnte, Sicherheit und Ordnung im Staatsgefüge herzustellen und gleichzeitig soziale und geistige Weite zu vertiefen. Wie wäre es, wenn kleinliche Enge auf beiden Seiten von Toleranz abgelöst würde? Als Nächstes wäre es möglicherweise interessant gewesen, die Rechtspopulisten unserer Zeit unter die Lupe zu nehmen. Wer könnten sie hinter ihren Rollen tatsächlich sein, was in ihnen macht sie zu dem, was sie jetzt geworden sind? Sie als Teufel an die Wand zu malen und auszuschließen, ist keine Lösung. Auch sie sind Menschen mit Ängsten, Sehnsüchten und Begabungen. Wir alle wollen gesehen und angenommen werden. Warum soll das bei Politikern anders sein? Ihnen mit Interesse und Respekt zu begegnen, wäre einmal etwas Neues.

Wenn wir uns wünschen, dass sich in der Welt etwas ändert, müssen wir bei uns selbst anfangen. Dieser Abend hat mir gezeigt, wie gefangen wir uns alle in den herkömmlichen Denkschienen bewegen.

Es ist sicher sehr schwer, jahrzehntelanges Denken und Fühlen zu verändern, wir müssen einfach Geduld mit uns haben. Meine Hoffnung liegt bei den heranwachsenden Kindern. Bei ihnen müssen wir anfangen. In Liebe sollten sie lernen dürfen, alles, was ihnen begegnet, anzunehmen und als einen Teil des großen Ganzen zu erleben. Diese Kinder würden glücklicher und friedlicher aufwachsen, als die Generationen vor ihnen.

TEIL DREI:

LIEBE

14

VERTRAUENDE KINDER: KAMMERMUSIK DES HERZENS

Bitte lesen Sie dieses Kapitel mit großer Behutsamkeit und Zuwendung. Es sind die tastenden inneren Bewegungen und Reaktionen von heranwachsenden Kindern, die sich – vermutlich das erste Mal – mit dem Bösen im Menschen wirklich auseinandersetzen.

Berge, Seen, Wiesen, Wälder und Bäche. Eine der schönsten Landschaften in Österreich: das Salzkammergut. Es ist, als wäre hier die Zeit stehen geblieben. Alles atmet einen heiteren Frieden. In dieser herrlichen Gegend liegt ein Markt – St. Georgen. Und in diesem Markt gibt es eine Schule: die Dr.-Karl-Köttl-Schule. Scheinbar eine Schule wie alle anderen, aber eben nicht. Denn in dieser Schule gibt es einen ganz besonderen Lehrer: Markus Hagler. Ich kenne ihn schon seit ein paar Jahren, wir meditieren gemeinsam mit Freunden und sprechen über Gott und die Welt. Er ist ein stiller, bescheidener Mensch, sein Wesen öffnet sich erst bei näherem Kontakt. Manchmal erzählt er von seinen Kindern in der Schule und ich höre ihm jedes Mal gebannt zu. Im Stillen wäre ich auch gern eine seiner Schülerinnen. Er macht die fantasievollsten und ungewöhnlichsten Dinge mit seinen Kindern. Aber für mich gibt es kein Zurück. Ich bin

80 Jahre alt und würde mich als seine Schülerin etwas eigenartig ausnehmen.

So ist das Leben – oder doch nicht? Es gibt immer Überraschungen, wenn man etwas wirklich will. Eines Tages erzählt Markus, dass er im letzten Schuljahr mit den Vierzehnjährigen ein Stück Literatur liest, interpretiert und manchmal auch spielen lässt. Das begeistert mich. Dann aber bin ich wie elektrisiert. Heuer wird er drei Mordgeschichten lesen. Das ist ja wunderbar. Ich sammle gerade Material für dieses Buch. Wie werden diese Kinder wohl auf solche Themen reagieren? Markus erlaubt mir, dabei zu sein, wenn er die Geschichten mit den Kindern bearbeitet. Mein Wunsch ist erfüllt. Ich werde in seiner Klasse unter seinen Schülern sitzen und ihn arbeiten sehen. Großartig.

Es ist früh am Morgen. Markus und ich gehen einen glitzernden Bachlauf entlang. Es ist noch kühl, der Winter hat gerade erst losgelassen. Wir gehen an verwunschenen alten Häusern vorbei, eines von ihnen steht leer. Da ist gerade der letzte alte Mensch gegangen und das Haus ruht sich aus von einer langen Familiengeschichte. Ein lyrischer Schleichweg abseits des Dorfes bringt uns zur Schule. Ein moderner klarer Bau. In der Klasse schieben wir die Bänke weg und ordnen einen Sesselkreis. Langsam kommen die Schüler, Mädchen und Buben. Schließlich haben alle Platz genommen. Ich bin beeindruckt. Es ist Samstagvormittag, die Kinder hätten schulfrei und da sitzen sie jetzt im Kreis und sind bereit, mit Markus und mir auf eine innere Reise zu gehen. Während Markus mich vorstellt, betrachte ich ihre Gesichter: offen und neugierig die einen, vorsichtig abwartend die anderen. Ich bin ihnen so dankbar, dass sie da sind und mir helfen, über sie zu schreiben. Markus spricht sanft und eindringlich zu ihnen und erklärt ausführlich, worum es heute geht. Im Raum verdichtet sich eine Stille, alle sind plötzlich ganz gegenwärtig. Was für eine Kraft in der Beziehung zwischen Markus und seiner Klasse liegt. Eine stille Kraft, die dem Raum zwischen uns allen eine feine Gestalt gibt.

Markus wird in der Schule zu Herrn Hagler. Das sagt schon viel über seine Beziehung zu den Schülern aus. Kein Herr Lehrer sitzt hier, es ist der Herr Hagler, der jetzt beginnt, den Kindern von einem Roman zu erzählen mit dem Titel *Eine Sekunde, nur eine Sekunde.*

»Es ist Nacht, ein Mann ist mit seinem kleinen Sohn im Auto unterwegs. Sie kommen an einer Tankstelle vorbei und der Mann überfährt einen kleinen Jungen. Seinem Sohn sagt er: ›Das war ein Hund, der uns vor die Räder gelaufen ist.‹ Der Vater dieses Jungen steht an der Tankstelle und sieht, wie sein kleiner Sohn von dem fremden Auto erfasst und tödlich verwundet wird und wie das Auto, ohne anzuhalten, in der Nacht verschwindet.

Nach einigen Jahren macht er sich auf die Suche nach dem Mörder seines Sohnes. Schließlich findet er ihn in einer Hütte im Wald mit seinem Sohn. Es ist Winter. Die beiden verbringen ein paar Abenteuertage in der einsamen Hütte. Er hört den Vater mit seinem Sohn sprechen, geht hinein zu ihnen und zwingt den Täter mit einer Pistole im Rücken hinaus in den Schnee.«

Herr Hagler unterbricht an dieser Stelle seine Erzählung und fragt:

»Was passiert jetzt?«

Die Kinder nehmen sich Zeit, das, was sie gehört haben, auf sich wirken zu lassen. Dann beginnt Phillip: »Der Opfervater tötet den Täter.«

Paul: »Der Opfervater erschießt den Sohn des Täters.«

Michael: »Wenn er den jetzt erschießen würde, dann macht er sich selbst auch schuldig. Ich glaube, wenn er jetzt irgendwen verfolgt, der seinen Sohn umgebracht hat, dann hat er, wenn es so weit ist und er ihn jetzt gefunden hat, gar nicht den Mut, ihm auch irgendein Leid zuzufügen.«

Herr Hagler: »Also der Revolver ist umsonst dabei?«

Michael: »Als Druckmittel vielleicht.«

Herr Hagler: »Was kann man denn mit dem Revolver erreichen?«

Michael: »Dass derjenige, den er bedroht, Angst hat und sich vor lauter Angst entschuldigt und um Gnade fleht.«

Herr Hagler: »Okay, das ist schon sehr spannend.«

Peter: »Vielleicht fühlt er sich freier, wenn er ihn erschießt.«

Lena: »Oder er hat den Revolver einfach mit als Schutz, wenn er Angst hat und sich damit stärker fühlt.«

Phillip: »Aber es ist ja wiederum so, wenn er den Mann erschießt, der sein Kind überfahren hat, macht er sich selbst wieder schuldig. Das könnten sie doch anders auch lösen.«

Stefanie: »Bei dem Papa, der das Kind verloren hat, ist jetzt natürlich Traurigkeit und Wut, weil er es nicht verstanden hat, warum der Fahrer geflüchtet und nicht zu ihm gekommen ist und sich entschuldigt hat. Er hat den Revolver als Druckmittel mitgenommen.«

Herr Hagler: »Druckmittel wofür?«

Stefanie: »Der Vater des Opfers will eine Entschuldigung oder eine Erklärung.«

Julian: »Vielleicht hat er den Revolver schon länger dabei, weil er den Täter finden und ihm vielleicht etwas Schlimmes zufügen wollte. Aber als er ihn dann gefunden hat, wenn er dann sieht, was er kaputt machen würde und den Bub mit dem Papa sieht, kann es sein, dass er vielleicht anders denkt und den Revolver wegpackt.«

Herr Hagler: »Ihr werdet dann sehen, wie es weitergeht.«

Paul: »Ich glaube, dass von dem Opfer-Papa, dessen Bub überfahren worden war, die Rachegedanken relativ groß sind, gerade deswegen, weil der Fahrer geflüchtet ist. Aber ich denke eher nicht, dass er ihn umbringt, man muss wirklich in einer sehr, sehr schlechten Situation sein, wenn man das macht. Er wird ihn eher zur Rede stellen.«

Herr Hagler: »Das war sehr gescheit, wenn du sagst, dass er in einer sehr, sehr schlechten Situation sein muss, wenn er ihn erschießt.«

Lukas: »Ich glaube auch, dass der Opfer-Vater in der Zeit, während er den Täter verfolgt hat, nachzudenken begonnen hat, ob derjenige, der dies getan hatte, eine Familie hat. Und vielleicht hat der Opfer-Vater dann nicht den Mut, es zu tun, er wird den Revolver fallenlassen.«

Herr Hagler: »Auch sehr, sehr spannend. Ich glaube, dass es Kinder gäbe, die sagen würden, er sollte jetzt abdrücken und die Sache ist erledigt. Aber ihr wisst schon lange, dass es damit nicht erledigt wäre.«

Michael: »Ich sehe das genauso wie Lukas, Julian und Paul. Aber wenn man jemanden verliert und der Fahrer die Flucht ergreift, dann ist ja der erste Gedanke, dass man jemanden verloren hat und erst dann, dass man dem Fahrer verfolgen muss, um ihn zur Rede zu stellen. Wenn er den Mann gefunden hat und ihn zur Rede stellt, hat er wahrscheinlich nicht mehr den Mut, den Mann zu erschießen.«

Lena: »Wenn der Opfer-Vater dann dort ist und den Täter und seinen Sohn sieht, dann sieht er vielleicht sich selbst und seinen Sohn, der überfahren worden war, und ist dann einfach nicht mehr so stark und lässt den Revolver fallen.«

Herr Hagler: »Ich glaube, ihr könnt jetzt nur so weit denken und die ganze Situation in euch aufgehen lassen, um nachzuspüren. Es ist keine Schnellschussreaktion gefragt und ihr habt euch da wunderbar hineingefühlt und könnt das gut hinterfragen. Wir kommen dort an, wo es immer leichter oder schwieriger wird, abzudrücken. Was glaubt ihr?«

Antwort einiger Schüler: »Es wird schwieriger.«

Herr Hagler: »Ich erzähle jetzt weiter – es kommt eine Überraschung. Der Opfer-Vater führt den Täter-Vater in den Schnee hinaus, die Pistole im Rücken. Dabei stolpert er und es fällt ihm der Revolver aus der Hand. Das gibt dem Täter-Vater die Möglichkeit, ihn niederzuschlagen und die Waffe an sich zu nehmen. Er steckt sie ein und geht. Jetzt hat er die Waffe. Aber er kehrt zurück und lässt den Revolver vor dem Opfer-Vater in den Schnee fallen.

›Ich hatte einen Sohn‹, sagt er. ›Zehn Jahre alt, wie Ihr Junge es war. Ihnen scheint das nicht fair und das ist es auch nicht.‹ Der Opfer-Vater antwortet: ›Sie haben ihm das Leben genommen, als wäre es nichts. Und Sie haben weitergelebt, als hätten Sie ein Recht darauf.‹ Der Täter-Vater antwortet: ›Ich hatte Angst.‹ ›Das reicht nicht‹, antwortet der Opfer-Vater und zielt mit der Waffe auf den Täter. Dieser nickt und sagt ›Ja.‹ …

Der Opfer-Vater berichtet später: ›Ich versuchte, ihm nicht ins Gesicht zu sehen, aber ich konnte nicht anders, als ihm wirklich zu begegnen. Obwohl keiner von uns sich nur einen Millimeter bewegte, schienen uns die Stille und die verstreichenden Sekunden einander näherzubringen. Und zum ersten Mal bemerkte ich die deutlich dunklen Ringe unter seinen Augen.‹ ›Werden Sie sich stellen?‹, fragte ich ihn. ›Ja, ich werde mich stellen!‹, sagte der Täter. Ich stehe mit dem Revolver vor ihm und sagte: ›Nein!‹

Ich schüttelte den Kopf und hatte ein anderes Bild vor Augen. Seinen Sohn, der jetzt aufgewacht war und in dem kalten leeren

Haus stand. Und dann sagte ich: ›Gehen Sie zu Ihrem Sohn zurück.‹

Und damit ist die Geschichte zu Ende. Keine Rache, kein Tod, nur gegenseitiges Anschauen.

Was sagt ihr zu dem Ende? Ist das eine schöne Botschaft? Eine schöne Lösung zwischen diesen beiden Männern? Ist das weit weg von den üblichen Fernsehgeschichten?«

Michael: »Es gibt Filme, wo er doch abdrückt und schießt. Aber es gibt auch Filme, wo er nicht abdrückt, wo genau das passiert wie hier in der Geschichte.«

Peter: »Ich finde auch, dass das Handeln und die Entscheidung des Mannes, nicht zu schießen, viel mit seinem Leben, seiner Vorgeschichte zu tun hat. Wenn er selber immer schlecht behandelt worden wäre, dann wäre die Wahrscheinlichkeit, dass er abgedrückt hätte, größer gewesen.«

Lukas: »Was jetzt auch interessant wäre, wie die beiden Männer weiterleben würden. Eigentlich müsste für beide eine Erleichterung da sein. Weil für den Opfer-Vater ist es so, dass er eigentlich geholfen hat, dass eine Familie weiter beisammenbleiben kann. Und außerdem: der Opfer-Vater müsste eigentlich auch noch aus einem anderen Grund erleichtert sein, weil, wenn sein Sohn noch da wäre, dann möchte der Sohn das auch nicht so unbedingt sehen, wie sein Vater den anderen Vater killt.«

Herr Hagler: »Ich habe nicht geglaubt, dass ihr euch so weit und so breit da hineinbegebt und so viel wahrnehmt. Das ist für mich ein Geschenk, das so zu hören.«

Christl Lieben: »Für mich auch.«

Herr Hagler: »Das ist auch der Grund, warum ich euch so früh mit solchen Themen konfrontieren möchte. Es gibt euch mehr Denkmöglichkeiten für euer späteres Leben. Und dass ihr das so formulieren könnt, das ist großartig.

Manche würden hier bei der ersten Szene, in der einer dem anderen den Revolver in den Rücken drückt, sofort mit dem Denken aufhören.

Es gibt also so viele Aspekte des Menschseins. Die Frage ist ja: Ist er immer Mensch? Bleibt er auch als Täter Mensch? Hat er immer noch seine Würde? Oder begegne ich dem Täter jetzt respektlos und abschätzig? Das ist eine ungeheure Herausforderung, wenn ich den Satz ernst nehme: ›Jeder Mensch ist gleich an Würde!‹ Diese paar Worte haben eine so unglaubliche Tiefe.

Da sind wir wieder bei dem Thema Würde. Begegne ich einem Täter respektlos und sage vielleicht, ›den sollte man behandeln wie ein Vieh?‹ Aber wer so etwas sagt, der hat noch lange nicht so weit gedacht wie ihr. Denn ihr wisst, auch ein Tier hat seine Würde.«

Die Kinder und ich hören Herrn Hagler zu. Die Kinder mindestens so aufmerksam wie ich. Ich glaube, sie wissen, wie kostbar es ist, was sie hier lernen. Dann dürfen sie in die Pause. Sie laufen aus der Klasse und toben und blödeln den Gang entlang. Manche sitzen wieder still und nachdenklich in einem Eck. Gerne würde ich sie fragen, was sie denken, aber dann hält mich eine Scheu zurück.

Ich lasse ihre Aussagen in mir nachklingen. Mir wird da noch nicht so klar wie jetzt beim Schreiben, wie kreativ der gemeinsame Prozess sich entwickelt hat. Als Gruppe haben sie gemeinsam gehört, gedacht und gesprochen. Markus baute ihnen mit seinen Zwischenrufen einen tragenden Nährboden des Vertrauens, des Angenommenseins. Auf diesem Boden wanderten die Gedanken der Kinder und wagten es, sich dem Thema immer mehr zu öffnen. Es fing mit der Idee an, dass der Revolver gleich einmal abgeschossen wird – Punkt. Dann kamen nachdenkliche Einwände, die hoben das Fühl- und Denkniveau und es endete bei sehr reifen Aussagen, die mich sprachlos machten. Das sind Kinder, auf dem Land aufgewachsen, die vermutlich kaum je mit Themen dieser Art in Berührung gekommen sind. Aber die Anwesenheit von Markus genügte, dass die Buben und Mädchen immer tiefer in sich hineinfragten und dort Gedanken fanden, die völlig authentisch und einmalig entstehen durften.

Wir sitzen wieder im Kreis, das zweite Thema wird in Angriff genommen.

Herr Hagler: »Das folgende Thema habe ich schon einmal erwähnt. Ich lese erst einmal drei Sätze vor. Es geht um das Thema Todesstrafe.

Ein Mörder bekommt lebenslang. Nach 20 Jahren Haft hat er sich so entwickelt, dass er Kinderbücher schreibt, die sehr inhaltsvoll und kreativ sind. Er hat sich von der Gewalt losgesagt. Das wissen auch seine Betreuer im Gefängnis. Nach 20 Jahren erfolgt nun das Todesurteil. Er wird hingerichtet …

Muss man das tun? Ist das die Rache oder die Vergeltung für seine Tat? Der Gouverneur von Kalifornien hält, obwohl er von seiner Entwicklung weiß, die Todesstrafe aufrecht. Er sagt, daran gibt es kein Rütteln. Gibt es bei euch Verständnis dafür?«

Johannes: »Nach 20 Jahren müssen sie doch schon gesehen haben, dass er sich gebessert hat, und das ist meiner Meinung nach sehr ungerecht.«

Herr Hagler: »Was auch sehr interessant ist. Ein Gouverneur, der nicht im Gefängnis arbeitet, sondern irgendwo in einem Bürogebäude, unterschreibt ein Formular, mit dem alles gelaufen ist. Der muss sich scheinbar wirklich gar nicht damit beschäftigen. Macht er sich schuldig dabei? Das eröffnet wieder viele Fragen.«

Julian: »Jetzt hat sich der Täter praktisch Jahre lang gebessert und versucht, dass er das Schlechte in ihm hinter sich bringt und dann der Rückschlag. Zack, auf einmal alles aus. Da hat er für was gekämpft, für das er nicht mehr belohnt wird.«

Herr Hagler: »Wofür nicht belohnt wird? »

Paul: »Also, ich denke, dass das Verbrechen schon schwerwiegend war. Ich finde es ziemlich unnötig, wenn man ihn 20 Jahre lang in ein Gefängnis steckt und hofft, dass er sich bessert, und dann bringt man ihn einfach um.«

Lukas: »Ich hätte das auch so gesagt mit dem Unterschied, dass er ja die ganze Zeit auf eine zweite Chance hingearbeitet hat und dass dann alles nach 20 Jahren einfach zusammengefallen ist.«

Peter: »Sie hätten ihm ja wenigstens eine Chance geben können, denn er hat ja sein ganzes vorheriges Leben aufgegeben und zurückgelassen. Muss man dann trotzdem die Todesstrafe ausführen?«

Herr Hagler: »Wie würden die Befürworter argumentieren?«

Michael: »Er hat das Verbrechen begangen und deswegen muss man ihn töten, was ich total dumm finde. Es heißt ja ›Feuer mit Feuer bekämpfen‹ oder so ähnlich. Aber ich finde nicht, dass man ein Verbrechen mit einem Verbrechen begleichen sollte.«

Herr Hagler: »Todesstrafe abschaffen?«

Michael: »Ja.«

Herr Hagler: »Ich weiß nicht, in wie vielen Ländern es noch die Todesstrafe gibt, in Amerika aber nur in manchen Bundesstaaten. Ist das ein Armutszeugnis, dass es immer noch Staaten gibt, wo es die Todesstrafe gibt?«

Michael: »Ja, ich denke schon, denn sie schaffen es anscheinend nicht, dass sie diesen Täter so bessern, dass er mit seinem vorherigen Leben abschließt und einen Neuanfang macht. Deswegen brauchen sie, denke ich, die Todesstrafe, weil sie sich anders nicht zu helfen wissen.«

Herr Hagler: »Der Umgang mit den Tätern ist auch nicht würdevoll, sondern genau das Gegenteil. Gitterstäbe, einsperren, Demütigung, Bloßstellung, Beschämung. Und das ununterbrochen. Dann ist die Frage: Wegsperren? Wie soll er sich da bessern? Die Besserung ist ja nicht so einfach, aber er hat es offenbar geschafft – und dann trotzdem das Todesurteil?«

Phillip: »So wie Michael schon gesagt hat, das stimmt schon, aber der Täter muss auch bereit sein, dass er sich bessert. Er muss auch den Willen haben, dass er sich ändert.«

Herr Hagler: »Das zweite Argument, das man vielleicht erwähnen könnte, wäre: Wir haben ja das Gesetz. Das habt ihr auch schon gehört. Es gibt einige Gesetze, wie Schulgesetz oder Gerichtsgesetz oder eben das Gesetz, das die Todesstrafe in verschiedenen Ländern vorschreibt. Dann ist es manchmal wirklich wichtig zu hinterfragen, ob das Gesetz sinnvoll oder ob es notwendig ist. Nur zu sagen: Wir haben ja ein Gesetz, hat den großen Vorteil, dass man nicht darüber nachdenken muss. Wer gegen die Todesstrafe auftritt, sagt: Dieses Gesetz ist nicht sinnvoll oder menschenwürdig.«

Lukas: »Eigentlich sind die 20 Jahre genauso wie Folter. Man versucht die 20 Jahre wieder aus dem Nichts etwas aufzubauen. Man hat vielleicht den Gedanken gehabt, eine zweite Chance zu bekommen, aber wenn die einem dann auch weggenommen wird, dann ist alles weg.«

Christl Lieben: »Es entsteht ja ein neuer Schuldiger durch die Todesstrafe. Wer ist das?«

Phillip: »Der, der ihm die Spritze gibt oder den Hebel umlegt oder eigentlich der Gouverneur, der das Formular unterschreibt.«

Christl Lieben: »Genau! Der Gouverneur wird zum Mörder durch eine Unterschrift. Und weil er das am Schreibtisch auf einem Blatt Papier macht, geht er nach Hause und ist hochzufrieden.«

Phillip: »Ich frage mich, ob der Gouverneur überhaupt weiß, dass sich der Täter nach 20 Jahren gebessert hat?«

Christl Lieben: »Wenn er sich nicht informiert, wen er in den Tod schickt, dann macht er sich durch seine Nachlässigkeit zum Mörder.«

Herr Hagler: »Jetzt kommt eine letzte Geschichte. Ich glaube, dass sie euch bekannt vorkommt oder wieder in euren Gedanken auftaucht. Ich habe voriges Jahr einmal etwas davon erwähnt, aber im Detail wisst ihr es sicher nicht mehr. Das Stichwort hierzu heißt für mich jetzt: Der Wille zum Leben. Hier geht es jetzt um eine KZ-Geschichte, also um die Zeit des Nationalsozialismus. Manche haben sich das Leben genommen, die haben es im KZ nicht ertragen. Darf ich um jeden Preis mein eigenes Leben retten, wenn es niemand anderer für mich tut?«

Paul: »Um ›jeden Preis‹ ist ein bisschen blöd formuliert, weil da kann man ja meinen, dass einer oder mehrere andere dafür sterben müssen, dass ich mich retten kann. Und das macht ja den Lebenden wieder schuldig, weil die Toten dafür sorgen, dass er überlebt.«

Herr Hagler: »Das ist sehr schwierig, aber das ist ja das Thema. Darf ich das tun, wenn ich in einer sehr großen Not bin? Darum geht es in der Geschichte: der Wille zum Leben. Das Gegenteil wäre, du musst deinen Lebenswillen aufgeben und freiwillig sterben. Das haben sich sicher auch ein paar Leute gedacht, damit sie nicht andere mit in den Tod reißen. Die Geschichte spielt im KZ und es geht um Not. Es geht um einen Mann, der im KZ vergewaltigt worden war. In der Not, in der er sowieso schon lebt, oder in der alle dort gelebt haben. Und der Täter hat ihm die Mütze genommen. Das war eine Mütze, die jeder dort hatte. Ein Häftling ohne Mütze war ein toter Häftling. Jeder, der beim Morgenappell nicht vorschriftsmäßig seine Mütze trug, wurde erschossen. Das weiß jeder, auch der, der keine Mütze hat. Frister (so heißt er) schlich durch die nächtliche Baracke und sucht einen, dem er die Mütze wegnehmen kann. Und dann sagt er wörtlich: ›Er lag auf der obersten Pritsche, sein Gesicht konnte ich nicht erkennen, denn er hatte die Decke drübergezogen. Doch die Spitze seiner Mütze lugte unter dem angewinkelten Arm hervor. Vorsichtig zog ich an der Mütze. Der Mann rührte sich nicht. Die Mütze war in meiner Hand. Rasch steckte ich sie unter mein Hemd. Der raue Stoff kratzte an meiner Brust. Glücklich begann ich meinen Rückzug. Es kommt der Morgenappell. Irgendwo hinter mir stand ein Mensch, der auf seinen sicheren Tod wartete. Ich hatte keine Ahnung, was der Mann ohne Mütze fühlte und was er dachte. Ich hatte keine Gewissensbisse und verweigerte mich meiner Gefühle. Seine Existenz war mir nicht wichtig. Wenn ich mir nicht helfe, wer sonst wird es tun? Ich war froh zu leben. Also, wenn ich es nicht tue, wer rettet mir sonst mein Leben?

Der Offizier und der Appell zählten die Gefangenen und ich die Sekunden. Ich wollte, dass die Sache schnell vorbei war. Der Mann ohne Mütze flehte nicht um sein Leben. Der Schuss wurde ohne Vorwarnung abgefeuert. Ich blickte mich nicht um, denn ich wollte nicht wissen, wer erschossen worden war, und ich war froh zu leben.‹

Frister, so hieß der Überlebende, schrieb diese Geschichte viele Jahre später in einer einzigen Nacht nieder. Der Journalist, der sie las, wollte sie drucken, doch Frister weigerte sich. ›Warum hast du sie dann geschrieben?‹, fragte der Journalist. ›Ich weiß es nicht, es war stärker als ich. Ich musste es einfach schreiben. Die Existenz des anderen war mir nicht wichtig. Ich blickte mich nicht um. Ich war froh zu leben.‹«

Jetzt wird es spannend. Kann man da irgendein Urteil sprechen und was sind jetzt eure Gedanken? Ist es erlaubt, sich in der Not um jeden Preis zu retten, dass andere dann sogar sterben müssen? Was taucht da bei euch auf?«

Peter: »Das ist so, wie Sie schon mal gesagt haben. Wenn sich in einem Hochhaus ein Feuer entfacht, dann rennt jeder um sein Leben und nimmt auf niemand Rücksicht, weil man da in eine Angst versetzt ist und leben möchte.«

Lukas: »Ich glaube, in der Situation, in der er die Mütze nimmt, dass es nicht er selbst war, sondern sein Lebenswille. Er hat schon Schuld, aber ob die Schuld so richtig ist, also ob er wirklich schuld ist? Ich glaube zumindest, dass es sein Lebenswille war, weil er unbedingt leben und nicht sterben wollte. Und ich glaube, er hat überhaupt nicht nachgedacht, welche Auswirkungen das hat. Er hat nicht daran gedacht, wie er sich in der Zukunft fühlen wird, wenn er den Gedanken mit sich tragen muss, dass er ein Mörder ist. Weil er sozusagen schuld an dem Tod des fremden Mannes ist.«

Paul: »Ich glaube, dass er nicht so schuldig ist, wie der Typ, der ihm die Mütze weggenommen hat. Denn er hat das weitergeführt und hat es wieder dem Nächsten weggenommen. Dadurch ist er sicher auch teilweise schuldig, aber ich glaube nicht, dass ihn die Hauptschuld trifft.«

Michael: »Also, ich denke schon, dass ihn die Hauptschuld trifft, weil er hätte ihm ja die Mütze nicht wegnehmen müssen. Und dem er die Mütze weggenommen hat, hätte ja wieder wem anderen die Mütze wegnehmen können. Und das immer weiter und immer weiter.«

Paul: »Aber er hätte das ja nicht tun müssen, wenn nicht auch schon ihm die Mütze genommen worden wäre.«

Michael: »Also, der Mann, dem dann als Letztem die Mütze

weggenommen wurde, hat sich ja letztlich entschlossen, dass er keinem anderen mehr die Mütze wegnimmt und sich sozusagen seinem Tod stellt. Und das hätte der Mann vor ihm auch machen können und auch der davor und davor. Ich denke trotzdem, dass er der Hauptschuldige ist, weil er hätte es nicht machen müssen.«

Peter: »Ich glaube, dass der, der die Mütze genommen hat, schon schuld ist, aber am meisten schuld ist der, der den Mann erschossen hat. Weil das ist ja schlimmer, als wenn ich einem anderen etwas klaue.«

Herr Hagler: »Jetzt haben wir eine Situation, wo dieses Schuldigwerden nicht so leicht festzumachen ist. Da ist ein Mütze-Wegnehmen, das zum Tod führen kann, weil es ein Gesetz gibt. Das Mütze-Wegnehmen scheint fast belanglos, weil das ausführende Organ, das wegen einer fehlenden Mütze jemanden erschießt, ganz woanders ist. So sind wir wieder bei den Gesetzen. Jemand führt einen Befehl aus, es wird jemand erschossen. Und ein anderer trägt zehn oder 20 Jahre nach dem Krieg den ganzen Mist in sich. Bei dem bleibt am meisten hängen.«

Julian: »Ich glaube, wenn man einen Menschen einfach wegen einer fehlenden Mütze erschießt, dann nimmt man ihm die Würde. Er wird nicht geschätzt für das, was eigentlich jeder Mensch auf der Welt ist. Sie haben ihn erschossen, nur weil er keine Mütze gehabt hat. Und der Erste, der die Mütze genommen hat, der ist praktisch der Auslöser dafür.«

Herr Hagler: »Da kommt noch etwas dazu: Das ganze System, das so etwas überhaupt ermöglicht, dass jemand so unter seiner Würde leben oder sterben muss. Das hast du super formuliert. Und was bedeutet das dann für unser zukünftiges Leben, wenn wir das ganze Thema verstanden haben? Wo sollen wir gegensteuern? Es muss ja nicht ein KZ sein. Wo müssten wir da aufpassen? Wo müssten wir uns engagieren oder wachsam sein dafür?

Wo spürt man irgendwie, da ist die Würde eines Menschen nicht mehr ganz oder überhaupt nicht geschätzt? Die Systeme sind oft so stark, wir müssen sie durchschauen.«

Zum Beispiel das System mit den Schulnoten. Da geht es auch um Würde. Auch hier geht es darum, dass wir das einmal durchschauen. Da werden Kinder nicht in ihrer Würde gesehen, Schüler, die sich schwer tun in ihrem Lernen. Manche können sich auch noch so bemühen, aber es nie über einen Vierer hinaus schaffen. Der Schüler wird nie belohnt. Das ist immer unter seiner Würde. Nie bekommt er einen Einser. Nie wird er mit einem Zweier abschneiden, weil das System sagt, mit so viel Punkten bekommst du einen Vierer oder einen Fünfer. Wer darüber nicht nachgedacht hat, der wird das nie verstehen und sagen: Was tun wir denn ohne Noten? Aber das Notensystem ist gegen die Würde von Menschen. Vor allem den schwachen Schülern gegenüber.

In der Geschichte von der Mütze geht es um den Willen zum Leben. Mein Vater hat immer erzählt, dass er der beste Schütze in der Panzerabwehr war. Da geht es auch immer um Notwehr. Und er hat einige Panzer in die Luft gesprengt – wahrscheinlich auch aus dem Willen zum Leben. Er hat aber auch erzählt, dass er in Russland Gefangene freigelassen hat. Da hat er die Not der anderen gut gespürt, vielleicht auch schon eine Art der Wiedergutmachung, ein Sich-frei-Machen.«

Herr Hagler hat mit seinem Beispiel über die Würdelosigkeit der Notengebung die Brücke in die Gegenwart und den Schulalltag geschafft. Die kleine Geschichte über seinen Vater hat etwas sehr Tröstliches. Denn der Vater von Herrn Hagler kann nur ein sehr honoriger Mann sein, und wenn er Panzer in die Luft sprengt und Gefangene befreit, dann ist er ein Held, und mit Helden einen solchen Vormittag abzuschließen, hat etwas ungemein Beruhigendes.

Ich bedanke mich bei den Kindern und sage ihnen, wie sehr sie mich beeindruckt und berührt haben. Und da sie immer noch still sitzen, diese tollen Buben und Mädchen, beginne ich ihnen von dem Buch zu erzählen, in dem sie vorkommen werden. Auch in meinem Buch geht es um die Würde und die Kostbarkeit jedes Einzelnen, und ich komme zu denselben Ergebnissen, wie sie, diese Kinder hier, auf ihrer Suche nach Verstehen. Ich erzähle ihnen von wunderbaren Menschen, die verlorenen Tätern helfen, wieder in die Gemeinschaft der Menschen zurückzukehren und dort ihren Platz zu finden. Und ich erzähle ihnen von Menschen, die Morde begangen haben und dennoch zutiefst in ihrer verletzten Seele zu achten sind.

Und dann komme ich in Fahrt, weil die Kinder immer noch still sitzen und erzähle ihnen von Frederik und seiner quälenden Kindheit, in der der Vater die Mutter regelmäßig gefoltert und seinen Sohn mit ähnlicher Regelmäßigkeit zutiefst gedemütigt hat. Frederik ist ausgebrochen, hat sich einer Gang angeschlossen und hat irgendwann einen Mann erschossen. Er ist daraufhin durch ein entsetzliches Leid gegangen, bis er schließlich eines Nachts erkannt hat, dass er, so wie er ist, von Gott geliebt wird. Das hat sein Leben verändert.

Christl Lieben: »Ich habe Frederik gefragt: Wen hast du in Wirklichkeit erschossen? Und er hat gesagt: meinen Vater. Das heißt, seinen Vater konnte er nicht erschießen, so traf die Kugel stellvertretend einen Fremden.«

Philipp: »Da hat er sich vorgestellt, jetzt könnte er seinen Vater vernichten, ermorden.«

Christl Lieben: »Ich glaube nicht, dass er es in dem Moment gedacht hat, aber nachher war es ihm wohl klar.«

Elena: »Es ist schlimm für diese Kinder, wenn ihre Mutter so gefoltert wird. Das ist schlimm, denn sie spüren die Liebe gar nicht mehr, weil sie nur noch das sehen. Und es gibt ihnen ja keiner Liebe, sie wachsen ohne Liebe auf.«

Christl Lieben: »Genau. Wenn du dir solche Lebensgeschichten anschaust, dann verstehst du, warum Menschen zu morden beginnen.«

Paul: »Ich finde es interessant, dass Menschen, die vollkommen am Boden sind und gar nichts mehr haben, nur dadurch (durch das Erkennen, dass sie geliebt sind) wieder aufstehen und so eine Erneuerung machen.«

Von Pauls Bemerkung angeregt erzähle ich von der Liebe, aus der wir alle entstanden sind und die uns nie verlässt. Gleichgültig, wie wir leben und was wir tun.

Julian: »Die Liebe teilt nicht in Gut und Böse ein.«

Christl Lieben: »Ja, tut sie nicht. Wir sind alle Teil der Schöpfung. Und da gibt's kein Gut und Böse. Wir machen die Erfahrung, dass wir böse Taten tun oder dass wir Opfer sind, aber die Liebe ist unverändert da.«

Philipp: »Liebe geht immer mit uns mit – egal, was man tut. Sie ist immer da und hilft mir immer.«

Michael: »Ich sehe das genauso wie Paul, dass Menschen, die so ganz am Boden sind, wieder aufstehen, neu werden.«

Lukas: »Ich finde es richtig erstaunlich, dass so ein kleiner guter Gedanke ein ganzes Leben von jemandem verändern kann.«

Christina: »Ich finde das beeindruckend, wie Frederik auf einmal sozusagen wieder einen Lichtblick gehabt und gesehen hat, dass ihn jemand liebt und dann sein komplettes Leben geändert hat.«

Christl Lieben: »Ihr kennt sicher das Wort Katastrophe. Das kommt aus dem Griechischen und heißt Umkehr. Die Wagenrennen in Griechenland fanden in einer elliptischen Arena statt. An jedem Ende der Rennbahn gibt es eine enge Kurve, und dann geht es weiter in die nächste Gerade. Und so kann es auch in unserem Leben sein. Wir bewegen uns auf eine Engstelle zu, dort geht es nicht mehr weiter, wir müssen umkehren. Das ist unsere Katastrophe. Nach der Umkehr sehen wir alles aus einer anderen Perspektive und es geht in eine neue Gerade. Frederik hat das erlebt. Die eine Gerade war seine qualvolle Kindheit. Der Mord war die Katastrophe und hat tiefe Verzweiflung ausgelöst. Diese Verzweiflung erst hat das Erlebnis mit Gott möglich gemacht. Der Mord, die Verzweiflung und das Erlebnis mit Gott sind die Elemente der Umkehr. Jetzt ist er in einer neuen Geraden und hat eine freie Bahn vor sich. Er ist glücklich verheiratet und wird kommenden Dezember Vater.

Die Liebe fährt immer mit. Sie ist mit uns, wenn wir in der Geraden unterwegs sind und sie lenkt unseren Wagen, wenn wir die Umkehr meistern oder auch nicht meistern. Wenn wir stattdessen scheitern, dann ist es das Scheitern, das uns die erwünschte Erneuerung bringt. Was immer in unserem Leben geschieht, wir sind unwandelbar von der Liebe, aus der wir entstanden sind, begleitet und getragen. Selbst, wenn wir nicht an diese Liebe glauben oder sie vergessen, verlässt sie uns nicht.«

Langsam löst sich unsere Runde auf, es ist Mittag geworden. Wir schütteln einander die Hände, bedanken und verabschieden uns voneinander. Innerlich schaue ich den Kindern nach – was war das für ein schöner, reicher Vormittag. Welche Freude, in ihrer Runde zu sein. An den sich wiederholenden Namen ist erkennbar, dass nicht alle Kinder mitgesprochen haben. Aber es waren alle sehr dabei. Sie haben ihre Stimmen den Sprechern gegeben und haben einfach sehr aufmerksam zugehört.

Anschließend sitze ich mit Herrn Hagler, der jetzt wieder Markus ist, und seiner Frau bei Frittatensuppe und Schnitzel. Ich schwärme von seinen Schülern, oder besser gesagt, von seinen Kindern. Denn so sieht er die Buben und Mädchen in seinen Klassen. Es sind seine Kinder. Ich bewundere ihre Ausdauer, ihr Engagement und unglaublich einfühlsames Mitdenken. Sie kommen alle aus intakten Familien, das ist eine große Seltenheit. Dazu haben sie einen Lehrer, der sie über den vorgeschriebenen Lehrstoff hinaus in andere Räume mitnimmt, die Kinder in diesem Alter wohl kaum bewusst betreten würden. Das erklärt erst einmal ihre frühe Reife, mit solchen Themen umzugehen. Sie waren mit Verstand und Herz dabei. Dieses Eingebettetsein in eine zugewandte sichere Welt ist vielleicht auch der Grund, warum keines der Kinder in irgendein Entsetzen gefallen ist. Mit großer Ruhe haben sie sich mit Mord und Leid auseinandergesetzt – es hat sie emotional nicht betroffen. Ich bitte Markus, die Kinder in den nächsten Tagen nach ihren Träumen zu fragen, ob vielleicht da die Geschichten einen Niederschlag haben. Aber nein. Er berichtet mir eine Woche später: keine Schreckensträume.

Markus bemerkt mein Erstaunen über die Art der Kinder, mit belasteten Themen umzugehen und erzählt mir von einem Lehrgang, den er vor drei Jahren an dieser Schule ins Leben gerufen hat.

»Dem Leben auf der Spur« ist der Titel dieses Wahlpflichtfaches. Schüler aus mehreren Klassen kommen da zusammen, der Turnus dauert zehn Wochen.

»Die Grundidee ist«, sagt er, »den Schülern die Erfahrung zu ermöglichen, mitten im Getriebensein des Schulalltages einmal bewusst auszusteigen, Zeit und Ruhe für sich zu bekommen, die Erfahrung von Muße und Stille zu machen und einmal nicht funktionieren und leisten zu müssen.

In den meditativen Übungen im Stehen, Sitzen oder Liegen versuche ich, die Schüler an sich selbst heranzuführen, sich wahrzunehmen. Zur Grundidee gehört aber auch, dass die Schüler sich mit existenziellen Fragen beschäftigen: Woher komme ich? Was ist meine oder unsere gemeinsame Quelle? Ich habe mir das Leben nicht gegeben, ich bin im Leben. Von Anbeginn gibt es mich auf dieser Welt, weil das Leben (Gott) mich immer schon geliebt und gewollt hat – und aus dem Leben bin ich in die Welt hineingeboren, daher brauche ich auch nichts leisten, um mich wertvoll zu machen. … Was ist Sinn-voll in meinem Leben? Wir machen geführte Fantasiereisen und Übungen, um den Körper wahrzunehmen und alle unsere Gefühle anzunehmen. Wir lernen, Belastungen loszulassen und Befreiung und Erleichterung zu erfahren.«

Es gibt noch vieles mehr in diesem Lehrgang, aber ich habe begriffen: Die Kinder werden von Markus ganz gezielt geschult, schon sehr früh dem Leben in einer sehr bewussten und spirituellen Haltung zu begegnen.

Mir wird langsam klar, dass Markus, der Lehrgang und die Kinder eine Keimzelle für eine neue Zeit sind. So geschult und begleitet, sind sie den unüberschaubaren Anforderungen der Zukunft vermutlich besser gewachsen als die meisten ihrer Altersgenossen. Markus kann man nicht vervielfältigen, aber ich wünschte, solche Keimzellen gäbe es mehrere. Vielleicht ist das sowieso der Fall, nur weiß ich nichts davon.

Ich verabschiede mich von St. Georgen, den Kindern und Markus. Aber ich nehme einen Hoffnungsschimmer mit.[8]

15
UNMÖGLICH?

Vor diesem Kapitel habe ich große Scheu, denn es ist völlig unmöglich, auf meine Fragen eine Antwort zu bekommen. Dennoch möchte ich sie stellen, denn sie gehören für mich zu diesem Buch.

Über viele Jahre habe ich Familienkonstellationen begleitet, wo in vorhergehenden Generationen das Judentum und der Holocaust oder Nazitäter Thema waren. Oft gab es auch eine Kombination von beidem in einer Familie.

Die Dramatik löste sich erst auf, wenn die Nazitäter sich selbst verzeihen konnten. Dann aber floss eine so tiefe Liebe zwischen Juden und Nazitätern, dass es nur mehr darum ging, dieser Liebe im Raum ihren wunderbaren Platz zu geben und damit war die Aufstellung zu Ende. Das wiederholte sich bei jeder dieser Aufstellungen in großer Regelmäßigkeit. Mit der Zeit konnte ich nicht mehr darüber hinwegschauen. Diese spontane tiefe Liebe zwischen Opfern und Tätern begann für mich Gesetz zu werden.

Aber welchem Gesetz oder welcher Ordnung bin ich hier begegnet? Diese Frage ließ mich nicht mehr los. Noch war ich nicht alarmiert, denn das Liebe heilt, ist ja nicht zum Fürchten. Dann aber begann ich die nächsten gedanklichen Schritte zu gehen. Ich dachte an Holocaust und Genozide. Opfer und Täter in Liebe verbunden? Ein absurder, ein schrecklicher Gedanke, dem ich keinen Platz geben konnte.

Eines Tages stieß ich wie zufällig auf einen Text, der mich in seiner Poesie und Aussagekraft sofort erreichte. Ich fand ihn in dem Buch *Träume, eine Pforte zum Urgrund* von E. C. Whitmont und S. Brinton Perera:[9]

»Der Legende nach steckt vor der Geburt der Engel ein Licht über der Seele auf, dass die Seele von einem Ende der Welt zum anderen schauen lässt, sie schauen lässt, wo sie Leben und Sterben erfahren wird und er führt sie durch die Welt und zeigt ihr alle Dinge. Bei der Geburt aber löscht der Engel das Licht und das Kind vergisst alles, was seine Seele gesehen und gelernt hat. Fragend kommt es in die Welt. Ist sie jedoch einmal ins irdische Leben eingetreten, löst sich die Seele jede Nacht aus dem Körper, steigt zum Himmel auf und holt von dort neues Leben.«

Mir war sofort klar, dass alles stimmt. Märchen haben eine wunderbare Überzeugungskraft. Immer öfter bin ich Glaubenssystemen beziehungsweise Weltanschauungen begegnet, die es bestätigen, dass wir unser Schicksal wählen. Inzwischen kommen bereits Klienten in meine Praxis und sagen das über sich selbst aus. Sie könnten Recht haben. Wenn wir unser Schicksal wählen, dann wählen wir auch die Themen und Menschen, die unseren Weg begleiten. Und damit lande ich bei den Gedanken, die ich nicht aussprechen kann, ohne zu erschauern. Haben sich alle Opfer und Täter dieser Erde ihr gemeinsames Schicksal gewählt?

Was könnte »Ich wähle mein Schicksal, ich bejahe meinen Weg« bedeuten? Sicher nicht in einer deterministischen Form. Aber was ich mir vorstellen kann, was ja auch in der Astrologie deutlich wird: Wir wählen unsere Lebensthemen. Wie wir damit umgehen, ist unser freier Wille. Aber gibt es diesen freien Willen überhaupt? In seiner Unbedingtheit ist er eine Fiktion, denn unsere Willensbewegungen sind bestimmt von Geschlecht, Kulturzugehörigkeit und sozialer Herkunft. Von der Geschichte unserer Ahnen und von dem mächtigen Anteil des persönlichen und kollektiven Unbewussten, auf dem unser Bewusstsein wie eine kleine Insel schwimmt. Da wird alles schon viel weniger frei. Wir sind aber in dieser Bedingtheit nicht gefangen, denn es ist unsere Freiheit, wie wir auf das Schicksal reagieren und was wir daraus machen. Wenn man sich einzelne Biografien anschaut, dann scheint unsere Gestaltungskraft innerhalb der Bedingtheiten grenzenlos zu sein.

Vor zwei Jahren bin ich einem Aspekt der hawaiianischen Naturphilosophie begegnet, dem Ho'oponopono. In der frühen hawaiianischen Kultur hat man gewusst, dass Schuld und die Unfähigkeit zu vergeben, krank machen. Daher haben sie Vergebungsrituale von unglaublicher Kraft und Nachhaltigkeit eingeführt und bis zu einer hohen Bewusstseinsstufe weiterentwickelt. Wenn mir jemand ein Leid antut, dann sage ich zu mir selbst:

Es tut mir leid, dass ich mich von dir (Herr X, Frau Y) verletzen ließ,
ich verzeihe mir,
ich liebe mich
danke.

Aus so weiter Ferne kommt eine Antwort auf mein Suchen: Wenn mir ein Leid geschieht, bin ich selbst verantwortlich dafür, denn ich habe mich zur Verfügung gestellt. Stellen sich Opfer ihren Tätern zur Verfügung? Ein verrückter Gedanke. Im alltäglichen zwischenmenschlichen Raum kann man das ständig beobachten, da kann ich sofort »Ja« dazu sagen. Aber stellt sich ein Soldat zur Verfügung, damit er an der Front erschossen wird? Nicht auszudenken, dass Genozid- und Holocaust-Opfer sich zur Verfügung stellen, damit der Mord an ihnen vollzogen werden kann. Diese innige Nähe von Täter und Opfer in meinen Aufstellungen – wie ordne ich das hier ein?

Mir fällt der goldene Hintergrund der byzantinischen Malerei wieder ein, von dem ich am Beginn des Buches gesprochen habe. In meiner Wahrnehmung ist er das Symbol der allgegenwärtigen Liebe, aus der alles entsteht und von der alles getragen ist. Wir stammen alle aus derselben Quelle, das Gold der Liebe fließt in uns allen und verbindet uns. Könnte es eine für uns völlig unerreichbare Bewusstseinsebene geben, auf der wir einander begegnen, bevor wir entstehen und wo wir, durchflossen von der Liebe, unser Schicksal und die Akteure unseres Schicksals wählen? Opfer und Täter – ein gemeinsames Projekt? Opfer und Täter nicht als Verlorene, sondern als in der Liebe Geborgene zu sehen, wäre für mich eine unendlich wohltuende Vorstellung.

Ich beginne, mit Menschen, die ich sorgsam wähle, über diese Thematik zu sprechen und ernte ein Spektrum von blankem Entsetzen bis zu »Ja, natürlich, so ist es«. Auf diese Weise sammle ich Meinungen, aber es bringt keine Lösung. Der Zwiespalt in mir wird unerträglich. Etwas in mir ist immer tiefer von der Wahrheit einer solchen oder ähnlichen Wirklichkeit überzeugt, ein anderer Aspekt in mir läuft schreiend davon.

Dann lerne ich den evangelischen Pfarrer Markus Fellinger kennen, der mir Interviews mit einigen seiner Schützlinge ermöglicht. Er hat eine große Tiefe und bergende Menschlichkeit. Ich nehme meinen Mut zusammen und bitte ihn, sich mit mir diese unlösbare Thematik in Ruhe anzuschauen. Es wird gut sein, mit ihm über meinen inneren Konflikt zu sprechen, ich erwarte mir keine Lösung.

Jetzt sitzt mir Markus gegenüber und liest aus Jesaja 45: »Ich bin der Herr und sonst niemand. Ich erschaffe das Licht und mache das Dunkel. Ich bewirke das Heil und erschaffe das Unheil. Ich bin der Herr, der das alles vollbringt.«

CL: Das ist ein unglaublicher Text. Das würde nicht nur heißen, dass beides, Böses und Gutes, von Gott geschaffen ist, sondern auch, dass es in seinem Namen geschieht. Mit seiner Einwilligung und daher gehört es zusammen.

Mich quält etwas schon lange: Ich habe in mir eine ganz tiefe Überzeugung, die nicht aus mir kommt. Ich habe sie angenommen, weil sie für mich stimmt. Sie ist Inhalt vieler Denksysteme und auch Teil der hawaiianischen Naturphilosophie Ho'oponopono, die mir sehr wichtig ist. Diese Überzeugung sagt, wir sind für alles verantwortlich, was wir erleben, weil unser innerstes Wissen den Schicksalsweg, der vor uns liegt, gewählt hat und bejaht.«

Ich zitiere die wunderbare Stelle aus dem Traumbuch und während ich die Worte ausspreche, wird mir schon leichter.

Das Konzept der Selbstverantwortung ist im normalen Alltag gut anwendbar. In der Praxis bei meinen Klienten und auch für mich in meinem Leben. Was immer mir geschieht, in meiner Tiefe habe ich das gewählt und bejaht. Das allein gibt mir schon eine Zuwendung zu meinem Schicksal.

Aber, wo ich hänge, wo ich Angst habe, Menschen ganz fürchterlich zu verletzen, ist, wenn man sich vorstellt, dass alle Opfer, die Genozid-Opfer, die Holocaust-Opfer ihren Weg gewählt und bejaht haben, weil es in ihrer Existenz einen Sinn macht. Es ist so unglaublich blasphemisch, das zu sagen.

MF: Ja, mir verschlägt es auch die Sprache. Ich kann es auch nicht gut hören, muss ich sagen. In aller Verstricktheit zwischen Täter und Opfer gibt es einfach Opfer. Zum Beispiel Kinder, die misshandelt werden. Dieses Kind wählt nicht.

CL: Bewusst wählt niemand, was geschieht, bevor wir geboren werden.

MF: Ich hätte da Sorge, das Wort »Verantwortung« zu verwenden. Ein erwachsener mündiger Mensch hat Verantwortung. Wenn ich das gleiche Wort für eine Vorherbestimmtheit oder etwas, was ich mit meinem menschlichen Verstand nicht begreifen kann, auch verwende, habe ich den Begriff verloren. Das wäre meine Sorge. Was ich schon verstehe, und da kommt mir dieser Jesaja-Text sehr entgegen. Ich kann das alles spüren, was du sagst, dass es einen tieferen Sinn gibt, etwas, was wir nicht mehr mit unserem Verstand begreifen können, aber irgendwie empfinden.

Da würde ich sagen, bis hierher reicht mein Verstand und da beginnt auch mein Gottesglaube (der ist natürlich auch in meinem Verstand drinnen), aber ich glaube – und da hilft mir der Jesaja-Text – ja, ich glaube an einen Gott, der über dem Bösen steht und nicht dem Bösen gegenüber steht.

CL: Ja, über dem Bösen und dem Guten.

MF: Das ist für mich eine sehr wohltuende Aussicht, denn diese dualistische Glaubensweise, die ja ganz viele Menschen haben, auch, wenn sie sich auf den jüdisch-christlichen Gott beziehen, die ist fatal. Aber sie ist die gängige Glaubensweise. Es ist so wohltuend, einen Gottesglauben zu haben, der auch meine Sprachlosigkeit hinsichtlich der Finsternis auffängt.

CL: Das ist schön gesagt. Ja, es mündet in der Sprachlosigkeit … Ich weiß nicht, warum ich diesen Gedanken nicht aufgeben kann. Es ist, wie wenn etwas in mir das bis in die letzte Tiefe verstehen möchte. Mir ist die Souveränität des Opfers so wesentlich und die wird in dieser Geisteshaltung sehr deutlich. Das wäre für mich ein heilender Aspekt in all dem Entsetzen, und ich glaube, das ist der Grund, warum ich an dieser Stelle so lange suche, aber nicht finde. Ich ende in der Sprachlosigkeit, genauso wie du gesagt hast.

Wenn ich mir vorstelle, dass die Seele eines gequälten Menschen aus Gründen, die in einer nicht auslotbaren Tiefe ruhen, diese Erfahrung gewählt hat, dann sehe ich, wie sich dieser Mensch in all der Qual innerlich aufrichtet. Es ist, als gäbe ihm dieses Wissen seine volle Würde. Er ist nicht mehr gebeugt, sondern aufgerichtet. Mir geht es um die volle Würde der Opfer.

MF: Damit kann ich viel anfangen, aber das ist für mich noch einmal eine andere Ebene als die Vorstellung der Wahl. Ich habe mit dem Begriff der Verantwortung oder Wahl ein bisschen Mühe. Wenn ich es richtig verstehe, ist der Wunsch dahinter, das Opfer von der reinen Demütigung der Unmündigkeit zu befreien.

CL: So kann man es sagen, das deckt jedenfalls einen Teil ab. Aber auch das Opfer von dem Ausgeliefertsein zu befreien, ist mein Anliegen. Wenn schon ausliefern, dann sich bewusst ausliefern, weil etwas in uns sich dazu entschlossen hat. Warum? Das bleibt das Geheimnis unseres tiefsten Wissens. Ich glaube an dieses Wissen, es ist der Bodensatz unserer geistigen Existenz. Warum taucht dieses Lebenskonzept in unterschiedlichen Denksystemen auf. Es kann ja nur etwas gedacht werden, was schon existiert.

MF: Wir befinden uns jetzt in der Karwoche. Das ist ja die Thematik der Karwoche, die auch immer an die Grenze des Auszusprechenden reicht. Das, was ausgesprochen wird, ist so billig und schal … ich kann mit dem herkömmlichen Gedanken, Gott opfert seinen Sohn, damit die Sünde in dieser Welt bewältigt wird, wenig anfangen.

In dem Ganzen ist eine Tiefendimension, die ich nur erahnen kann, aber die herkömmliche Opfertheologie, die daraus resultiert, mit einem entsprechenden Gottesbild verbunden, damit habe ich meine Mühe.

CL: Ich auch. Das ist mit ein Grund, warum ich aus der Kirche ausgetreten bin.

MF: Und trotzdem geht es hier um das Opfer, um die Opferthematik. Und da gibt es schon einen Berührungspunkt in dieser Tiefendimension. Vielleicht habe ich deswegen eine Scheu, hier allzu viel sprachlich machen zu wollen, weil es in einen Opfer-Automatismus, in eine banale Denkrichtung missverstanden werden kann. Vor der hätte ich total Respekt. Das geht dann in eine ganz andere Richtung, die sehr schlimme Folgen haben kann, wenn man zu fertige Begriffe hat für etwas Unaussprechliches. Wenn sich dann die Sprache vom Empfinden löst und das hat man ja bei Lesern und Hörern nicht in der Hand – dann könnte es sein, dass man ein eigenes Denksystem draus macht und irgendwo landet, wo man überhaupt nicht hin wollte.

CL: Wenn ich das jetzt in dieser Form schreiben würde …

MF: … wenn man ein Geheimnis, das man erahnt, lüften wollte.

CL: Das macht sehr viel Sinn. Wenn man an Jesus denkt, dann war er Täter und nicht Opfer. Er hat alles dazu getan, damit sich sein Schicksal erfüllt. Er ist genau das Beispiel. Sein Opfer war bejaht und er hat es mit allen Schmerzen und Ängsten durchgestanden. Durch seine Bejahung wurde er vom Opfer zum Täter – im Sinne einer Selbstverantwortung. Eigentlich führt er uns genau das vor, was diese Denksysteme postulieren und was auch ich meine zu ahnen. In der Tiefe eines Opferdaseins lebt ein Täter, denn wenn ein Opfer sich aufrichtet, wird es zum Täter, zum Vollzieher seines eigenen Schicksals.

MF: Das glaube ich auch. Sein Dulden geht nie einher mit einem gebeugten Gang, er ist immer aufrecht und stirbt aufrecht. Und er lässt sich auch nichts gefallen, was nicht in die Opferbejahung hineingeht. Er lässt sich nicht demütigen. Er geht seinen Weg und das ist im Resultat ein Opfer.

CL: Es ist im Resultat ein Opfer, aber nicht in der Haltung.

MF: Genau.

CL: Das ist der Unterschied und auf den will ich hinaus. Es ist wunderbar, dass du das jetzt angesprochen hast, denn das ist das beste Beispiel.

MF: Man könnte ableiten, wenn man das jetzt weiterdenkt, dass in dieser Passionsgeschichte das Geheimnis darin liegt, dass all diese gebeugten Opfer, die offensichtlich nicht freiwillig diesen Weg gehen, gar keine andere Wahl haben. Diesen unzähligen Jüdinnen und Juden, die in die Gaskammer gehen – das ist jetzt vielleicht blasphemisch gesagt –, wird durch den Juden Jesus gezeigt, dass ihnen die Würde bleibt auch in diesem letzten Gang.

CL: Warum sollte diese Chance eines Erkennens nicht für alle Opfer dieser Erde möglich sein?

MF: Mir geht es so, dass ich das schon nachempfinden kann, so als eine diffuse Ahnung, dass es in dem, was wir als Opferdasein wahrnehmen, etwas gibt, was dem Opfer einen aufrechten Gang verleiht und ihm die Entwürdigung des Dahingeschlachtetwerdens nimmt. Das glaube ich schon. Aber ich spüre in mir dann ganz einfach die Sprachgrenze. Das Wort Verantwortung könnte ich dafür nicht verwenden. Es ist ein so wichtiges Wort für die Mündigkeit des Menschen. Etwas, wo ich sehr bewusst zu etwas »Ja« sage. Im anderen Fall geht es um etwas, was vorsprachlich ist. Und von daher kommt mir dieser Jesaja-Text entgegen, der dieses Geheimnis einfach bei Gott lässt. Ich neige dann dazu, fast agnostisch an Gott zu glauben. Ich muss nicht mehr erkennen, als ich sprachlich fassen kann. Ich verwende Gott nicht als Lückenbüßer, sondern als das, was mein Denken weit überschreitet und in dem ich gehalten bin.

CL: Du sagst, dass es etwas gibt, was den Opfern den aufrechten Gang gibt. Was könnte das sein?

MF: Mich bewegt immer wieder die Kreuzigung Jesu, jetzt in der Passionszeit umso mehr. Ich verstehe das, was da geschieht, nie ganz und mir ist jede Karfreitagspredigt, wenn sie ganz in die Tiefe geht, eine Qual, weil ich es nicht aussprechen kann. Ich komme an diese Ahnung heran, wo mir dann die Sprache wegbleibt. Aber was mir in der Passionsgeschichte so auffällt, ist, noch einmal gesagt, dass Jesus sich nie beugen und demütigen lässt. Auch nicht von dem Kriegsknecht, der ihn schlägt. Er fragt ihn, warum schlägst du mich. Er führt den Pilatus vor. Er hat den anderen bis zum Schluss im Blick. Er ist total aufrecht. Und dennoch Opfer der Gewalt, der Intrige und der Feigheit. Er wählt diesen Weg, könnte aber jederzeit abbiegen. Vielleicht ist es das, was die Würde ausmacht. Er biegt nicht ab. Und ich glaube, dass wir alle dazu neigen, unsere Haut im letzten Augenblick zu retten.

CL: Ja, natürlich, das ist ja auch menschlich.

MF: Es ist menschlich und mag auch sinnvoll sein. Aber sich selbst so treu zu bleiben, das ist die Liebe Gottes zu den Menschen – unverbrüchlich treu zu bleiben. Sich nicht aus der Bahn werfen zu lassen trotz des Leides. Das macht natürlich sein Opfer so würdevoll und stark. Und jetzt könnte man es wagen, ich weiß nicht, ob man es tun kann, ich probiere es einmal – dass sich in der Würde seines Opfers die Würde jeglichen Opfers spiegelt. Ob das stimmt, weiß ich nicht ganz genau, aber es könnte ja einmal gedacht werden.

CL: Was du sagst, ist eine andere Auslegung. Es geht nicht darum, was ich erlebe, sondern wie ich es erlebe. Das ist die eigene Entscheidung.

MF: Ja.

CL: So könnte man den Glaubenssatz, dass Opfer für ihre Schicksale verantwortlich sind, auch verstehen. Aber ich grabe noch drunter. Jesus hat ja auch durch Prophezeiungen gewusst, dass er diesen Weg gehen wird, und er war Täter, denn er hat alles dazu getan, dass sein Weg am Kreuz enden kann. Er hat sein Schicksal gesteuert, von Anfang an.

MF: Ich würde schon sagen, wir wissen nicht ganz genau, was er gewusst hat. Dieses »Es muss so sein«, dass der Menschensohn leidet, das kann man als prophetische Voraussage sehen oder als Zwangsläufigkeit. Wenn ich so lebe, für das religiöse und rechtmäßige Establishment so eine Provokation bin, dann ist das die logische Konsequenz. Und ich weiche nicht aus.

CL: Aber indem er nicht ausweicht, wird er zum Täter.

MF: Ja, er ist ein »Nicht-Flüchter«.

CL: Er ist eine Art Beispiel für das, was ich suche, aber ich kann es trotzdem noch immer nicht auf die Genozid- und Holocaust-Opfer umlegen. Ich bin in einem seltsamen Dilemma. Im äußersten Winkel meines Bewusstseins, den ich kaum je betrete, glaube ich an einen Sinn hinter allem Geschehen, sowohl hinter dem Guten als auch hinter dem Bösen. Erstens einmal diese innige – und ich sage absichtlich –, innige Zusammengehörigkeit von Opfer und Täter. Die kommt ja nicht von ungefähr. Und ich glaube, dass alle entsetzlichen Ereignisse, die seit Menschengedenken in der Welt passieren, keine schrecklichen Zufälle sind, sondern eben einen Sinn in sich tragen. Und wenn es nur der Sinn ist, dass die Menschheit erkennt, wie sie es besser machen kann. Es wäre möglich zu sagen, es ist alles irregeleitete Energie, vielleicht ist es das auch. Aber könnte diese irregeleitete Energie nicht vielleicht das Werkzeug der tiefsten Sinnhaftigkeit sein? Und könnte diese Sinnhaftigkeit nicht von den Menschen, die in das Geschehen involviert sind, unbewusst bejaht worden sein? Sowohl Opfer als auch Täter sind Akteure auf der Bühne des Lebens. Nur: Haben wir je den Sinn erkannt, der hinter dem Zusammenspiel von Opfern und Tätern steht? Haben wir dazugelernt? Wenn ich mir die Menschheitsgeschichte anschaue, dann kommen mir große Zweifel.

MF: Um ehrlich zu sein, ich kann sehr viel anfangen mit der Reaktion eines Paul Celan auf den Holocaust, der letztlich in seiner Lyrik angesichts des Elends auf Verständlichkeit verzichten muss. In der Theologie spricht man auch von der »Gott ist tot-Theologie«. Das ist eine ganze Richtung. Auch Dorothee Sölle hat das sehr stark betont. *Atheistisch an Gott glauben* heißt ein Buch, das sie Ende der 1960er- oder 70er-Jahre geschrieben hat. An Gott glauben in der Sprachlosigkeit des Entsetzens und Nichtverstehens. Der Jessaja-Text kommt mir insofern entgegen, weil ich das Nicht-Verstehen und doch intuitiv ahnen in Gott aufgehoben weiß. Es klingt natürlich so, als wäre Gott ein Lückenbüßer meines Erkennens. Vielleicht ist es zum Teil auch wahr. Vielleicht ist es aber auch das demütige Eingeständnis des Menschen, zu sagen: »Ja, da hört unser Begreifen einfach auf.« Ich will dem Holocaust keinen Sinn abgewinnen.

CL: Ich will es aber schon. Nur so glaube ich, das, was geschieht, ertragen zu können. Vielleicht bin ich wie ein Kind, das die Welt gerne in Ordnung hätte. Etwas in mir wehrt sich gegen so viel sinnloses Leid. Vielleicht ist das mein Dilemma. Ich kann mir nicht vorstellen, dass das ganze Leid aus Jux und Tollerei geschieht. Ein Leid, das ja überhaupt nicht notwendig ist, sondern nur aufgrund einzementierter Glaubenssätze entsteht. Dieses Leid, das über Millionen Schicksale hinwegfegt und Kulturen zerstört. Das alles sollte sinnlos sein? Ich suche einen Sinn, den es wahrscheinlich nicht gibt. Aber ich bilde mir ein, ich ahne diesen Sinn, wahrscheinlich mache ich mir das vor.«

MF: Nein, das glaube ich nicht. Ich kann nicht beantworten, was dein Ahnen ist, aber ich kann von mir sagen, es ist eine Sehnsucht nach Gott, der über all diesem Wahnsinn steht.

CL: Es ist eine Sehnsucht. Ich habe das Bewusstsein der allgegenwärtigen Liebe ganz stark und ich habe ganz tief das Gefühl, dass all diese Schrecknisse in dieser Liebe geborgen und von ihr getragen sind.

MF: Das glaube ich auch.

CL: Die Liebe wendet sich nicht ab, sie ist einfach da. Die Täter dieser Erde haben vergessen, dass sie aus dieser Liebe entstanden und – gleichgültig, was sie tun – von ihr gehalten sind. All das Erleben zwischen Täter und Opfer ist von der Liebe begleitet. Aber vielleicht wehre ich mich dagegen, dass diese Liebe Sinnlosigkeiten mitträgt. Möglicherweise ist es das.

MF: Das wäre vielleicht der Schlüssel, die Frage: Muss, weil es Liebe ist, dieses Weltschicksal Sinn machen oder trägt die Liebe auch die Sinnlosigkeit des Weltgeschehens mit?

CL: Wahrscheinlich ist es das.

MF: Ich würde zum Zweiten neigen.

CL: Ich befinde mich gerade in der Wolke des Nichtwissens, wie Nicolaus Cusanus sagen würde.

MF: Es zeigt einfach an, wie unerträglich die Sinnlosigkeit ist. Da ist mir der Frankl schon sehr nahe. Aus der Wahnsinnsgeschichte der Sinnlosigkeit selbst verantwortlich zu sein, einen Sinn zu machen. Ja, Sinn machen hat schon einen Sinn. Man ist verantwortlich für den Sinn. Das gilt nur für das Individuum. Für das Weltgeschehen ist das schwierig anzuwenden.

CL: Im Individuum finde ich den Sinn, bei allen Menschen, die ich begleite und bei mir selbst. Auch in ganz schwierigen Schicksalen ist dieser Sinn zu finden. Aber wird das Weltgeschehen nicht von Individuen geleitet?

Was ich offensichtlich tue, ist, die Dynamik vom Einzelschicksal auf das Kollektiv zu übertragen. Vielleicht ist das nicht legitim. Das hat mir schon General Clark erklärt. Ich hätte ihm besser zuhören sollen.

MF: Was wir natürlich auch berücksichtigen müssen, sind unsere Denkvoraussetzungen. Denn unser westliches Denken ist sehr individualistisch und ich möchte auch nicht dahinter zurück. Das wäre kein Fortschritt. Aber der Weisheit letzter Schluss ist dieses individuelle Wahrnehmen auch nicht. Da gibt es den Gedanken des kollektiven Unbewussten, das C. G. Jung eingeführt hat. Das ist ein Versuch.

CL: Für mich ein sehr einleuchtender Versuch. Ich habe einen schönen Beweis für die Jungsche Theorie. Von zwei meiner Gesprächspartner für dieses Buch habe ich denselben Satz gehört. Beide sind Amerikaner. Der eine ist General Clarc, als ehemaliger Viersterne-General auf der ganzen Welt unterwegs, der andere ist der Jesuitenpater Gregory Boyle, der in Los Angeles ein riesiges Netzwerk zur Reintegration von Gang-Kids ins Leben gerufen hat. Gegensätzlicher kann die Welt zweier Menschen nicht sein. Dieser Satz lautet: »We are all one« – Wir sind alle eins. Das ist ja letztlich die Essenz des kollektiven Unbewussten und gleichzeitig ein Grundprinzip von Religionen und spirituellen Denksystemen.

Da wir alle eins sind, können wir nicht auseinander-, sondern nur zusammenfallen. In diesem Zusammenfallen ahne ich die

Heilung. Derzeit schaut es leider so aus, als würde alles auseinanderfallen.

MF: Ich kann nur für mich sprechen, aber für mich ist es befreiend sagen zu können, das ist schlichtweg sinnlos und ich verstehe es mit meinem Verstand nicht. Ich möchte es auch nicht verstehen. Ich möchte hier einfach keine Erklärung haben. Das ist zu weit weg von irgendwas, was man ausdrücken kann.

CL: Ja, das könnte die Antwort auf meine Fragen sein. Aber in diese Antwort muss ich erst hineinreifen. Sollte ich endlich aufhören, in Bereiche hineinzufragen, wo es keine Antwort geben kann?

MF: Aber wo es trotzdem eine Ordnung gibt. Ich kann das vielleicht nur in der Anklage gegen Gott aussprechen. In der Klage, dass es einen Gott gibt, der über Heil und Unheil bestimmt. Das ist ein Ventil, letztlich aber keine Erklärung.

CL: Ich verstehe, dass dir das Bild hilft, weil du ein anderes Gottesbild hast als ich. Ich habe ein apersonales Gottesbild, das ich nicht anklagen kann. Ich würde es auch nicht tun. Ich bin so tief verwurzelt in dieser Liebe, die für mich die begreifbare Form Gottes ist. Ich versuche es aus der Liebe heraus zu verstehen, aber vielleicht sollte ich es der Liebe überlassen, das Geheimnis zu hüten und nicht versuchen, es aufzudecken.

MF: Das ist für mich kein Widerspruch. Ich verstehe Gott nicht ausschließlich personal. Die mir zugewandte Seite ist personal – ich brauche den Dialog, ich glaube, das ist zutiefst menschlich.

CL: Das verstehe ich gut – Buber spricht so schön darüber.

MF: Genau. Das Ur-Du von Buber ist nicht nur ein Du. Aber wir Menschen brauchen ein Gegenüber, aber nicht nur ein Gegenüber. Ich kann mit deinem Verständnis von der allumfassenden Liebe und was du darüber sagst, absolut etwas anfangen.

CL: Ich dialogisiere ja auch, wie du richtig sagst. Wir Menschen sind so gebaut, zumindest im Westen. Aber ich dialogisiere in einen Raum hinein, in einen gestaltlosen Raum. Der Raum der Liebe eben.

MF: Das könnte ich eigentlich für mich auch sagen. Ich weiß nicht genau, was ich meine, wenn ich jetzt das Wort »Gott« sage. Aber dass Gott die Liebe ist, das ist mein tiefster Glauben.

Nachdem ich das Gespräch niedergeschrieben und bearbeitet habe, sitze ich noch lange und lasse es auf mich wirken. Ich bin Markus sehr dankbar. Er war mir ein wunderbares Gegenüber und gab mir Rahmen und Boden. So konnte ich Unaussprechliches aussprechen, wurde gehört und erlebte andere Sichtweisen, von denen ich mich gut mitnehmen lassen konnte. Von Markus habe ich etwas Wesentliches gelernt: Ich muss den Sinn hinter dem Entsetzen nicht verstehen. Er liegt in den Armen der Liebe und da ist er gut aufgehoben.

Schließlich stehe ich auf und nachdenklich richte ich mir ein kleines Nachtmahl. Ich komme nicht zur Ruhe. Da ist noch etwas offen, was gedacht und gesagt werden möchte. Hier in meiner Küche fallen mir oft die besten Dinge ein. Und so ist es auch diesmal. Ich hole den Sinn wieder aus dem Bett der Liebe und stelle die beiden als Hüter eines Gedankens auf, der mir überraschend gekommen ist. Zwischen Sinn und Liebe stelle ich die Menschheit mit der kollektiven Intelligenz. Sie ist der Link zu Sinn und Liebe. Jetzt wird meine keimende Ahnung immer deutlicher.

Wenn in der Welt in größerem oder kleinerem Ausmaß Gegensätze aufeinanderprallen, dann ist das ein Angebot der kollektiven Intelligenz, innerhalb der Gegensätze kreativ zu werden und voneinander zu lernen. Entweder geht es darum, sich des Eigenen noch bewusster zu werden und es in einer respektvollen Weise neben das andere zu stellen, sodass beide Raum und Atem haben. Oder es ist an der Zeit, eine Annäherung der Gegensätze bis hin zur Integration anzustreben. Könnte das der Sinn hinter all den verheerenden Kriegen sein? Wären unter diesen Aspekten der Holocaust, Genozide, der Syrienkonflikt und vieles andere vermeidbar gewesen? Was wäre, wenn Europa jetzt seine kollektive Intelligenz in Anspruch nehmen würde und die Welle der Flüchtlinge als Geschenk eines kreativen Wachstums auf beiden Seiten empfangen könnte?

Kann es sein, dass alle Konflikte und Kriege der Geschichte immer schon Lern- und Integrationsangebote von der kollektiven Intelligenz waren, und dass wir Menschen es nie begriffen haben? Nie begriffen …?!

Ist das die Erklärung, warum sich die Menschheit als Ganzes nicht weiterentwickelt, immer wieder in die gleichen Fallen tappt?

Wenn das so wäre, dann gäbe es tatsächlich einen mächtigen Sinn hinter allem Entsetzen, der von der Liebe zum anderen, zum Gegenüber, zum Fremden getragen ist. Der Auftrag an uns Menschen heißt, uns – zu unserem eigenen Glück – weiterzuentwickeln und uns in unsere gemeinsame Freude hinein zu öffnen.

Ich bin schon jetzt voll Freude, denn ich habe einen Sinn gefunden. Für mich habe ich einen Sinn gefunden und ich glaube an diesen Sinn. Wir Menschen rudern als Gesamtheit konsequent an unseren Chancen vorbei, aber Einzelne – und das sind nicht wenige – haben begriffen und gehen voraus.

16

DAS BÖSE IST DER THRONSITZ DES GUTEN[10]

Dieses Zitat von Martin Buber ist die Essenz dessen, was ich in der langen Zeit meiner Auseinandersetzung mit dem Thema erfahren habe. Ich bin mit Mommy Queen in die Hölle abgestiegen und habe genau dort das Licht gefunden. Das Licht als sichtbare Form der Liebe des Universums, der Schöpfung oder Gottes. Wie immer man diese Quelle, aus der wir alle kommen, nennen will.

Wenn ich jetzt am Ende des Buches zurückschaue, dann wird mir deutlich, welche Reise ich hinter mir habe. Ich spüre, dass ich in dieser Zeit ein anderer Mensch geworden bin. Das Böse und das Gute sind Gegensätze – aber auch wieder nicht. Bei näherer Betrachtung relativieren sich beide Qualitäten und fließen zu einer gestaltenden Kraft zusammen. Gerade weil diese beiden Pole so genial miteinander – und nicht gegeneinander – wirken, werden sie eins. Schließlich sind es zwei Dynamiken, die ohne einander nicht können. Ganz konkret: Das Böse muss in der Welt seinen Ehrenplatz haben, damit das Gute sich definieren kann, das Gute muss seinen Ehrenplatz haben, damit das Böse sich definieren kann. Wenn Zerstörung geschieht, dann sagen wir, das ist das Böse, vielleicht aber war es das Gute? Wenn Neues entsteht, sagen wir, das ist das Gute, vielleicht aber war es das

Böse? Das Böse zwingt in die Veränderung, das Gute macht sie möglich. Ist es so? Wir neigen oft dazu, alles was schwierig ist, als böse zu empfinden, und alles, was leicht geht, als gut. Manchmal bewahrt das Gute und manchmal das Böse. Ich verneige mich vor dem Januskopf der beiden Kräfte. Anfang und Ende, Aufbau und Zerstörung. Alles ist eins.

Und jetzt zu mir persönlich. Das Geschenk, das mir diese Reise gemacht hat, ist unendlich kostbar. Ich kann meine eigenen Dunkelheiten liebevoll umarmen, sie erschrecken mich nicht mehr. Ich versuche sie in einer zivilisierten Form zu äußern, aber das ist nur die Spitze des Eisberges. In den Schichten darunter hat ein Einschmelzungsprozess stattgefunden. Ich bin – so gut es mir möglich ist – ganz geworden. Das ist unbeschreiblich befreiend. Das Leben, die Menschen, die mir begegnen und die Dinge, die geschehen, alles beginnt ganz zu werden. Meine Erfahrungen auf der Reise haben mir diese Tür des Ganzwerdens geöffnet, selbstverständlich ist es kein plötzlich eingetretener Wunderzustand, sondern ein Weg. Ich gehe diesen Weg mit Neugier und einer tiefen Freude. Ein guter Nebeneffekt dieses Weges: Es ist alles weniger tragisch, vieles hat ein heiteres Gesicht bekommen und das Leben fühlt sich leichter an.

Vor Beginn dieses Buches wusste ich, warum ich es schreiben will. Ich war in der Wahrnehmung meiner Mutter die Böse in der Familie und die Sehnsucht nach Angenommensein und Integration hat mich schreiben lassen. Am Ende meiner inneren Reise weiß ich, warum ich wirklich geschrieben habe. Jetzt habe ich endlich begriffen. Ich danke meiner Mutter für ihre Rolle in meinem Leben. Ich kann den Dank in inniger Liebe aussprechen, einer Liebe, die neu ist in meinem Herzen. Mein Vater hat immer »Ja« zu mir gesagt, meine Mutter immer »Nein«. Ein großartiges

Doppelspiel. Das »Ja« meines Vaters hat mich getragen und am »Nein« meiner Mutter bin ich gewachsen. Im Widerstand habe ich mich ausformuliert. Die Kraft dazu gab mir mein Vater. Dank aus ganzem Herzen an meine Eltern. Sie haben sich sehr geliebt und sie waren ein ideales Team.

Auf den Krisenstrecken meiner Reise bin ich manchmal in eine Qualität eingetaucht, eigentlich ist es eine Lebenshaltung, die aus der Zen-Meditation kommt. »Tief verwurzelt im Bodenlosen« heißt der Ansatz, der dieser Haltung zugrunde liegt. Es gibt Situationen im Leben, es gibt Zeitabschnitte in der Geschichte und es gibt Regionen auf der Erde, wo das Böse so tut, als wäre es allein auf der Welt. Es überschwemmt alles, wird bildfüllend. Das Gute, das Helle, die Liebe scheinen nicht zu existieren. Das sind Zeitphasen oder Situationen, wo die Frage nach einem Sinn im Leeren endet. In dieser tiefen Schwärze, wie sie im Buch beschrieben wird, habe ich persönlich das Böse nie erlebt. Ich kann nur über meine eigenen Erfahrungen sprechen. Es geht darum, nicht verzweifelt um sich zu schlagen, sondern sich vertrauensvoll in eine Tiefe sinken zu lassen, die sich öffnet, wenn wir uns auf sie einstellen. In so dunklen Augenblicken hat man nichts zu verlieren, da kann man genauso gut loslassen und sehen, was geschieht. Der Raum, in den wir sinken, ist nicht auslotbar. Wenn wir uns ihm mit Angst oder Abwehr nähern, dann stürzen wir in Hoffnungslosigkeit ab. Wenn wir aber vertrauen, dann erfahren wir, dass wir von dem raumlosen Raum gehalten sind, denn diese Weite ist die Liebe, die keine Grenzen kennt. Die Liebe, aus der alles entstanden und in der alles geborgen ist. Hier können wir sein, bis wir Festigkeit unter den Füßen spüren. In Wahrheit können wir immer hier sein und von der Bodenlosigkeit aus unser Leben erfahren.

Um es ganz klar zu stellen: Es geht hier um Annäherungswerte, wir werden nie die ganze Fülle des raumlosen Raumes erfassen. Denn je vertrauensvoller wir uns dem Bodenlosen überantworten, umso grenzenloser wird er. Ähnlich wie der Weg zur Ganzheit: Wir können uns annähern, aber wir werden nie wirklich wissen, wo und wie sich der Weg erfüllt.

Ich erzähle von den wichtigsten und beglückendsten Aspekten meiner Erlebnisse. Daneben aber stehen viele Fragezeichen. Ich muss es noch einmal betonen: Es liegt mir fern, das Böse zu verniedlichen, ihm eine rosa Schleife umzubinden und mit ihm Eis essen zu gehen. Ganz im Gegenteil. Das Böse muss in seinen unzähligen Schattierungen gesehen und ernst genommen werden. Was neu sein könnte, ist der Zugang zu dieser Dimension. Es geht darum, dem Bösen mit Sachlichkeit und Respekt zu begegnen. Das müsste sich in der Gerichtsbarkeit, im Umgang mit Straftätern, in der Berichterstattung und in einer veränderten kollektiven Haltung dem »Feind« gegenüber zeigen. Ausgeschlossenes sollte integriert werden, Hintergründe von destruktiven Geschehnissen sollten erforscht und berücksichtigt werden.

Der Gedanke, der neu in mir aufgetaucht ist, bewegt mich sehr. Alles, was in der Welt geschieht, hat einen tiefen Sinn, aber wir verstehen ihn nicht. Wir agieren daran vorbei und erst das bringt Zerstörung.

Wenn Altes gehen muss, weil Neues an der Zeit ist, wenn Gegensätze aufeinanderprallen, weil das kollektive Wissen eine Entwicklung aller Beteiligten einleiten möchte, dann müssen wir umlernen. Es geht darum, die »Zeichen am Wegesrand« zu erkennen. Wenn wir nicht bereit sind, die Aufforderungen der kollektiven Intelligenz zu Erneuerung, Selbstwerdung und Integration richtig zu verstehen, dann kracht es. Dann muss über Zerstörung der Wandlungsprozess eingeleitet werden, der friedlich, kreativ und in Liebe hätte stattfinden können. Denn nur so ist es gemeint. Wir aber erfassen die Botschaft nicht – seit Menschengedenken nicht.

Ich bin keine Ruferin in der Wüste, ich kann die Welt nicht ändern. Aber ich kann mich und mein Verhalten ändern. Das ist ein Anfang.

Ich habe in diesem Buch so viel von Liebe gesprochen und plötzlich hat sich bei mir ein Text von Martin Buber eingefunden. In diesem Text steht alles, was ich über die Liebe zu sagen habe, nur viel schöner formuliert.

»Das Gefühl Jesu zum Besessenen ist ein anderes als das Gefühl zum Lieblingsjünger, aber die Liebe ist eine. Gefühle werden ›gehabt‹, die Liebe geschieht. Gefühle wohnen im Menschen, aber der Mensch wohnt in seiner Liebe. Das ist keine Metapher, sondern die Wirklichkeit: Die Liebe haftet dem Ich nicht an, so dass es das Du nur zum Inhalt, zum Gegenstand hätte. Sie ist zwischen Ich und Du. Wer dies nicht weiß, mit dem Wesen weiß, kennt die Liebe nicht, ob er auch die Gefühle, die er erlebt, erfährt, genießt und äußert, ihr zurechnen mag. Liebe ist ein welthaftes Wirken. Wer in ihr steht, in ihr schaut, dem lösen sich Menschen aus ihrer Verflochtenheit ins Getriebe; Gute und Böse, Kluge und Törichte, Schöne und Hässliche, einer um den anderen wird ihm wirklich und zum Du, das ist, losgemacht, herausgetreten, einzig und gegenüber wesend.«[11]

Wenn wir mit den Augen der Liebe auf andere Menschen schauen, dann erst begreifen wir sie. Wir können sie, herausgelöst aus ihrem Alltag, in ihrem Wesen wahrnehmen. So werden sie für uns wirklich.

Wenn Sie, meine Leserinnen und Leser, und ich, die ich das Buch geschrieben habe, gemeinsam mit den Augen der Liebe auf alle Menschen und Geschehnisse dieses Buches schauen und bereit sind, sie in ihrem Wesen zu erkennen, dann sind wir auf einem guten Weg.

DANK

Alexandra – danke dir, du meine so innig geliebte Tochter, wie kann ich dir danken, du hast so viel für dieses Buch getan. Du hast mich auf Renate Winter aufmerksam gemacht, die du vor vielen Jahren in Prag gehört hast. Du hast Camille und Esther Ntoto für mich gefunden und sie zu einem köstlichen Essen eingeladen, sodass wir in Ruhe das Interview machen konnten. Du hast mir von Father Boyle erzählt und bist mit mir in seine Veranstaltung gegangen. Und schließlich hast du General Wesley Clark dazu bewogen, sich auf ein Gespräch mit deiner Mutter einzulassen, obwohl er gerade von Termin zu Termin um die Welt gereist ist. Geborgen bei und mit dir in Los Angeles habe ich gedacht, gesucht, recherchiert und geschrieben. Danke dir, dass es dich gibt. Du und deine Kinder, ihr seid das Geschenk meines Lebens.

Marc Singer – we were walking in the hills of Los Angeles and I was constantly talking about the evil. You were listening full of patience. It was long before I started to write. I had just begun with the first interviews. I told you about Frederic and you took him to your heart in a way which touched me deeply. You opened a wide space of understanding and accepting. In this space I could move with my thoughts and feeling. I could talk nonsense, had horrible ideas and found at the same time constructive concepts. You were listening with all your senses, and were making gentle remarks, which gave me support and showed me direction. I thank you from all of my heart. With you, the whole project gained life. Thank you.

Herwig Imendörffer – du hast von Anfang an mein Buch begleitet, mich als Erster mit dem Entsetzen dieser Welt konfrontiert und bei Zwetschgenkuchen und Sonnenuntergang am Seeufer wieder aus dem Entsetzen heraus begleitet. Du verkörperst meine verlängerten Augen, denn du stöberst in der Literatur und findest für mich die besten Zitate für das Buch. Wenn ich in Zweifel kam, was ich hier mache, dann hast du mir den Rücken gestärkt und mir das Vertrauen wieder gegeben. Ich danke dir von ganzem Herzen.

Gerald Schmickl – du hast das ganze Projekt mit deiner liebevollen Anteilnahme begleitet, wie ein guter Geist bist du an meiner Seite gegangen. Du hast gelesen und kommentiert – wunderbar. Auch du hast mir immer wieder Mut gemacht. Danke dir so sehr dafür.

Heidi Wölfl – du bist in einer Konzertpause strahlend vor mir gestanden, wir haben uns nicht gekannt und du hast mich als Gast in dein Haus in Graz eingeladen, um dort Pater Ubald, den ich so gerne finden wollte, in Ruhe sprechen zu können. Es war, als wärest du vom Himmel gefallen. Ich danke dir von ganzem Herzen. Du hast wesentlich zu diesem Buch beigetragen.

Markus Fellinger – danke dir, du hast mich in die Welt »hinter Mauern« mitgenommen und meine Gespräche mit deinen Schützlingen möglich gemacht. Und dann warst du mir ein genialer Gesprächspartner und hast dich auf eine Tiefe eingelassen, für die ich dir nicht genug danken kann. Ich freue mich auf eine mögliche weitere Zusammenarbeit im Schatten deiner kostbaren Menschlichkeit.

Markus Hagler – du wunderbarer Lehrer, danke, dass du mich zu deinen Kindern mitgenommen hast und dass du heranwachsende Menschen auf so eindrucksvolle Weise auf das Leben vorbereitest. Du darfst nie aufhören, Lehrer zu sein.

Margit Oswald – du bist die präziseste Gegenleserin, die man sich vorstellen kann. Danke dir herzlich dafür.

Elisabeth Ferrari – du bist eine lebendige Martin-Buber-Bibliothek. Dir habe ich die Zitate von ihm zu verdanken. Du kennst seine Literatur bis ins Detail und lebst seine Gedanken. Das berührt mich sehr.

Alle meine Freunde – ich bedanke mich bei euch, dass ihr mir so lange zugehört habt, ohne die Geduld zu verlieren. Im Dialog mit euch konnte ich meine Gedanken entwickeln. Danke, dass ich euch immer wieder vom Bösen erzählen durfte. Ich verspreche euch, in Zukunft sprechen wir von anderen Dingen des Lebens.

Meine Experimentiergruppe – ihr ward immer wieder bereit, mit mir ins Böse abzutauchen und wertvolle Informationen zu finden, die mir weitergeholfen haben. Ich danke euch für eure Ausdauer und feinsinnige Wahrnehmung.

Dagmar Olzog – du bist meine wunderbare Lektorin und ich danke dir so sehr für dein Einfühlungsvermögen und für deine Geduld mit mir. Ich weiß, diesmal hast du es mit meiner Sturheit nicht leicht gehabt und ich bin dir so dankbar, dass du mich in meinem Grundanliegen verstanden hast. Mein Wunsch, dass wir alle gemeinsam, die wir uns mit diesem Buch beschäftigen, in die dunkelste Dunkelheit des Menschseins schauen, um genau dort den Weg ins Licht zu finden, ist erfüllt. Danke.

PERSONEN-VERZEICHNIS

BIERL, PETER (geb. 1963): deutscher Journalist und Buchautor

BUBER, MARTIN (1878–1965): österreichisch-israelischer, jüdischer Religionsphilosoph

CUSANUS, NICOLAUS (1401–1464): deutscher, universalgebildeter Philosoph, Theologe und Mathematiker

FRANKL, VIKTOR (1905–1997): österreichischer Neurologe und Psychiater, Begründer der Logotherapie und Existenzanalyse

HESSE, HERMANN (1877–1962): deutschsprachiger Schriftsteller, Dichter und Maler. Nobelpreisträger für Literatur.

JUNG, CARL GUSTAV (1875–1961): Schweizer Psychiater und Begründer der analytischen Psychologie

NIETZSCHE, FRIEDRICH (1844–1900): deutscher klassischer Philologe, erst posthum machten ihn seine philosophischen Schriften weltberühmt

NOVAK, MANFRED (geb. 1950): Professor für Menschenrechte an der Universität Wien

PERERA, S. BRINTON (geb. 1932): jungianische Analytikerin

REINHARDT, VOLKER (geb. 1954): deutscher Historiker, ordentlicher Professor für Allgemeine und Schweizer Geschichte der Neuzeit an der Universität Freiburg in der Schweiz

RILKE, RAINER MARIA (1875–1926): österreichischer Lyriker

RICŒUR, PAUL (1913–2005): französischer Philosoph

SÖLLE, DOROTHEE (1929–2003): deutsche, evangelische Theologin und Dichterin

WHITMONT, E. C. (1912–1988): in Wien geboren, klassischer Homöopath und analytischer Psychologe

RAINER MARIA RILKE: GOTT SPRICHT ZU JEDEM NUR, EH ER IHN MACHT

Gott spricht zu jedem nur, eh er ihn macht,
dann geht er schweigend mit ihm aus der Nacht.
Aber die Worte, eh jeder beginnt,
diese wolkigen Worte sind:

Von deinen Sinnen hinausgesandt,
geh bis an deiner Sehnsucht Rand;
gib mir Gewand.
Hinter den Dingen wachse als Brand,
dass ihre Schatten, ausgespannt,
immer mich ganz bedecken.

Lass dir alles geschehen: Schönheit und Schrecken.
Man muss nur gehn: Kein Gefühl ist das fernste.
Lass dich von mir nicht trennen.
Nah ist das Land,
das sie das Leben nennen.

Du wirst es erkennen
An seinem Ernste.

Gib mir die Hand.

QUELLEN

1 Aus dem Kassiber eines Häftlings des KZ Mauthausen. In: Vogl, Friedrich: *Österreichs Eisenbahner im Widerstand,* Wien: Verlag des österr. Gewerkschaftsbundes 1968. Abdruck mit freundlicher Genehmigung des Verlags.

2 Salaquarda, Jörg: »Die Grundkonzeption des Zarathustra!«, in: Friedrich Nietzsche: *Also sprach Zarathustra,* hrsg. von Volker Gerhardt, Berlin: Akademieverlag 2000.

3 http://www.sueddeutsche.de/leben/worte-eines-witwers-ihr-bekommt-meinen-hass-nicht-1.2741242?utm_campaig-n=socialflow&utm_medium=social

Inzwischen hat Antoine Leiris zu diesem Thema ein ganzes Buch veröffentlicht, das unter dem Titel *Meinen Hass bekommt ihr nicht* im Mai 2016 bei Blanvalet erschienen ist.

4 Reinhardt, Volker: *De Sade oder Die Vermessung des Bösen. Eine Biografie,* München: C. H. Beck 2014.

5 Nowak, Manfred: *Folter. Die Alltäglichkeit des Unfassbaren,* Wien: Kremayr & Scheriau 2012.

6 Hermann Hesse, *Die Briefe. 1916–1923,* © Suhrkamp Verlag Berlin 2015. Textauszug mit freundlicher Genehmigung des Verlags.

7 Fallon, James: *Der Psychopath in mir. Die Entdeckungsreise ei-*

nes Neurowissenschaftlers zur dunklen Seite seiner Persönlichkeit, © 2013 James Fallon © 2015 der deutschsprachigen Ausgabe F. A. Herbig Verlagsbuchhandlung GmbH, München. Abdruck mit freundlicher Genehmigung des Verlags.

8 Die Texte, die Markus Hagler mit den Kindern bearbeitet hat, stammen aus dem Buch von Peter Bieri: *Eine Art zu leben. Über die Vielfalt menschlicher Würde.* München: Hanser 2013.

9 Whitmont, Edward C./Sylvia Brinton Perera: *Träume, eine Pforte zum Urgrund,* Göttingen: Burgdorf 1996.

10 Der Titel dieses Kapitels ist von Martin Buber aus *Baal-Schem-Tow. Unterweisung im Umgang mit Gott.*

11 Der Text von Martin Buber ist aus *Das Dialogische Prinzip.* © 1999, Gütersloher Verlagshaus, Gütersloh, in der Verlagsgruppe Random House GmbH. Abdruck mit freundlicher Genehmigung des Verlags.